JN318210

現代免疫物語

花粉症や移植が教える生命の不思議

岸本忠三
中嶋　彰　著

ブルーバックス

『現代免疫物語』の初刊本は日本経済新聞社より
刊行されました。

●カバー装幀／芦澤泰偉・児崎雅淑
●カバーイラスト／安斉将
●図版／さくら工芸社

現代免疫物語　もくじ

第5章　移植物語——88

第6章　骨髄移植物語——105

第7章　胸腺物語——125

プロローグ

生き物の体には不思議な力が備わっている。怖い病気や凶悪な病原体から生命と健康を守ってくれる免疫という生体防衛の営みである。

今から数百万年前に地球に現れた人類も、何度も疫病、難病にさらされた。中世のヨーロッパを襲い黒死病と呼ばれたペストは、人命の三分の一を奪いさえしたと伝えられる。だが、免疫は驚くべき力を持っていた。過去に遭遇した危険な敵の顔をきっちり覚え、次の襲撃に備える能力だ。一度かかった病気には二度とはかからない。二度目の「疫」病からは「免」れることができる。

こうして「免疫」と名付けられた驚異の仕組みに守られ、人類は、何度かあった危機にも絶滅することなく「万物の霊長」の地位についたのだった。

免疫の営みの中でも想像を絶するのは、ほぼ無限といえるほどの多種多様な外敵を迎え撃つ分子を予め体内に備え持っていることだ。

免疫システムの主役ともいえるリンパ球や抗体という分子には二つとして同じ顔を持つものはない。病原体が侵入した時には、敵の撃退に最も力を発揮する免疫細胞が選ばれ、その細胞は自分をモデルに膨大な数のクローン（複製体）を作り病原体に戦いを挑む。こうして免疫は、たとえ宇宙のどこからか正体不明の敵が現れたとしても、生命を守り抜く仕組みを整えたのだった。

だが、免疫は時に魔性をあらわにすることがある。生命を守るはずの免疫が、なぜか人の体に牙をむく振る舞いに及ぶのだ。私たちはそれをアレルギーと呼ぶ。花粉症やアトピー性皮膚炎を患った人なら苦しさは身にしみているはずだ。

しかし免疫の悪行がこの程度にとどまるなら、まだ良しとすべきなのかもしれない。免疫は時として人の生命さえ奪う。アレルギー症状が猛烈な勢いで起こり、人がショック死するいわゆる「アナフィラキシー・ショック」だ。

免疫が起こす殺人事件はまだ他にもある。ウイルス性の肝炎や、一九九〇年代後半頃から、再び世界で猛威を振るい始めた結核だ。これらの病気のきっかけは病原体であるにしても、死をもたらす本当の首謀者はまた免疫。免疫は「諸刃《もろは》の剣《つるぎ》」を持っているといえる。

医療技術の進歩は、こうした人類と免疫の葛藤をさらに複雑にしたかに見える。人類が臓器移植を始めたことだ。移植された他人の臓器を免疫細胞は峻烈にはねつける。これが臓器移植の最大の壁といわれる拒絶反応だ。

人類が起こした愚かな事故も免疫を揺さぶった。一九九九年に茨城県東海村の核燃料加工工場で起きた日本初の臨界（核分裂の連鎖反応）事故だ。人類を長きにわたって守ってきた免疫も大量の放射線に遭遇する事態は想定しておらず、尊い人命が失われた。

このように、深遠で広大で不思議にあふれ、敵を攻撃する容赦ない猛々しさにも満ち、そしてまた、意外な脆弱さも併せ持った免疫の世界を多くの現代人に語ってみたい。——こんな思いを原点に二〇〇〇年十一月に日本経済新聞社から出版したのがハードカバー版の『現代免疫物語』だった。

それから七年、ブルーバックスとして改めて出版することとなった『現代免疫物語』では新たな努力を試みた。コンパクトな新書サイズに収めるべく全体の分量をある程度縮めながらも、二十一世紀に入って以降の科学的な進歩を織り込んで『現代免疫物語』のエッセンスを大切に保ち続けようとしたことである。

私たちは免疫の世界を語るにあたって、時計を今から四十年ほど逆回転させてみたい。そこには免疫の神秘に迫った気鋭の日本人研究者がいた。

登場人物の肩書や事実関係は原則として初刊時の記載を踏襲した。

第1章　石坂物語

ボルチモアの大雪

大阪で万国博覧会が開かれたり作家の三島由紀夫が切腹自殺した一九七〇年があわただしく過ぎ去り、迎えた新年早朝のこと。ジョンズ・ホプキンス大学が立地する米ボルチモアの街は前日の大晦日から降り続いた雪で真っ白に埋まっていた。

今日は新年を祝う元日である。だが、それを意識していたのか、それとも忘れてしまっていたのか、この日もまたいつもと同じように朝早くから大学に向かう一人の研究者がいた。ジョンズ・ホプキンス大学教授の石坂公成《きみしげ》。石坂は、アレルギーを引き起こすIgE（免疫グロブリンE）という抗体を四年前に発見し、日本人の中で最もノーベル賞に近い研究者といわれていた。

人間の生命と健康を守るはずの免疫が、なぜ人を苦しめるのか。それは免疫が、体に侵入した病原体と戦うために体のあちらこちらに遣わす外敵迎撃分子の中に風変わりな鬼っ子抗体がいたからだった。抗体には五つの種類があるが、そのうちの一つ、IgEが人間に悪さをしていたのだ。

一九六六年、米コロラド州デンバーの小児ぜんそく研究所に在籍していた時、妻の照子博士とともにアレルギーの犯人を突き止めた石坂は、それだけでは満足せず、この抗体がどのようにしてアレルギーを引き起こすのか、なぜ一部の人に限ってアレルギーが起きやすいのか、その謎解きに精力的に取り組んでいた。石坂は七〇年にジョンズ・ホプキンス大学の教授に招かれたばかりであった。

科学者が光り輝く時期は人それぞれだ。J・ワトソンとF・クリックが、生命の設計図である遺伝子を収めたDNA（デオキシリボ核酸）が二重らせんをしている、と世紀の発見をしたのは一九五三年。その時、ワトソンは二十代、クリックは三十代だった。一方、石坂が光り輝いたのはまぎれもなくIgEと対時したこの時期といえようか。科学者が心身ともに充実する四十代半ばの頃だった。

超一流の科学者は、己が狙いを定めた標的と向かい合い、研究が佳境にさしかかった時には、土日を忘れ、寝食を惜しんで研究に没頭する。誰にも会わないし一切の雑用も排除する。恐らく当時の石坂もきっとそうしたことだろう。彼にとっては、新しい年の到来も、大雪も、IgEの前にはとるに足らない些事《さじ》だったのである。

第五の抗体発見競争

一九三〇年代から六〇年代にかけての約三十年は、抗体と呼ばれる分子が人間の体から続々と見つかっていった時代だった。「IgG」「IgM」「IgA」「IgD」。抗体は「免疫グロブリン」ともいう。それは、発見されたすべての抗体がガンマ（γ）グロブリンというたんぱく質でできていたからであった。

一九三〇年代から六〇年代……と同時に、科学者は免疫のもう一つの顔にも気付いていた。アレルギーだ。現代の少なからぬ日本人は春がくると杉の花粉症に苦しみ、米国では、八、九月に花を咲かせるブタクサの花粉症に悩む人がいる。科学者はその犯人がどの抗体であるかも突き止めていた。犯人はIgA（免疫グロブリンA）であると――。一九六〇年代前半の免疫学の常識である。

だが科学者を驚かせるできごとが米国で持ち上がった。自然はまれに冷酷な振る舞いをする。人間にはひとそろいあるはずの抗体が生まれつき全部なかったり、特定の抗体だけを先天的に欠いた人を世に送り出すことだ。その患者も、そうした人間の一人。抗体のうちIgAだけが欠如していたのだ。だが、不思議なことにその患者は、アレルギーの犯人とされたIgAがないにもかかわらず花粉症を患っていた。

「いったい、これはどういうことだ」「アレルギーをもたらす抗体はIgAではなかったのか」「まだ見つかっていない第五の抗体があるに違いない」。常識を覆された研究者たちは騒然となり真犯人探しが始まった。

石坂が「頭脳流出」と惜しまれながら、日本の国立予防衛生研究所を離れ、米国へ向かったのは、そうした最中のこと。日本で花粉症がほとんど話題にのぼらなかった時からアレルギーの研究を始めていた石坂は、第五の抗体発見競争が始まった米国に惹かれるように妻とともに旅立っていった。当時、花粉などと体の中で結びつきアレルギーを起こす抗体は「レアギン」と呼ばれていた。夫妻の旅はレアギンを求めての旅。向かった先は米コロラド州の小児ぜんそく研究所だった。

石坂夫妻は花粉症やアトピー性皮膚炎を患う一人の少年から血液を採取することから研究をスタートさせた。その血液の中にはレア

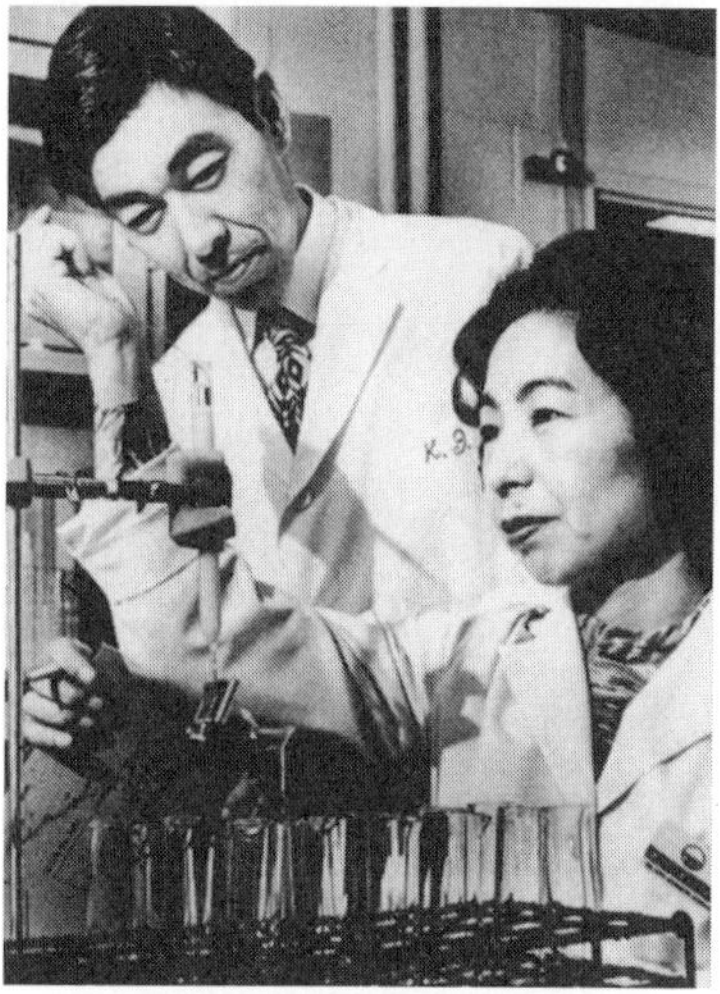

若き日の石坂公成・照子夫妻

ギン、つまり現代でいうIgE（免疫グロブリンE）があるはずだからだ。だがレアギンの量はひどく少量だった。その量は、初期に誰もがアレルギーの犯人だと信じたIgAの一〇〇〇分の一以下。〇・一％より小さい数字だ。

どうやって、体内からこんな少量の物質を捕らえるか。石坂夫妻はさまざまな手段を考案して、レアギンを分離・精製し濃度を高めていった。夫妻は昼夜を分かたず働いた。米国では、実験はテクニシャンと呼ばれる実験補助者が現場の実務をこなすことが多い。だが、夫妻は違った。レアギンは熱に弱く不安定だった。だから常に自らがレアギンに目を配ろうと働き続けたのだ。

背中を使って

こうして手に入れたレアギンは、はたして本当のレアギンなのだろうか。それは分離・精製した物質を、花粉の抽出物と一緒に皮膚に注射すればわかる。もし、狙い通りに事が運ぶなら、皮膚にはアレルギー反応が起こり、赤くはれてくるはずだ。夫妻は、それを確認するため自らの背中を使った。自分たちの皮膚が足らなくなれば、その頃、アレルギーの研究を深めるために米国の夫妻のもとにいた若い日本人研究者の背中も使わせてもらった。そして狙い通り、背中の皮膚は赤くはれあがった。念願のレアギン検出の瞬間である。それは一九六六年二月二十日のことだった、と伝えられている。

一九七四年に日本学士院恩賜賞を受賞し、さらに文化勲章も受章した石坂公成は日本に一時帰国し、昭和天皇に免疫学を御進講する機会を得た。その際、彼は、天皇陛下にある写真をお見せした。当時、石坂夫妻のもとで学び、実験に協力した若き研究者の赤くなった背中が写った写真である。それは米国から帰国後、日本の免疫学をリードし続けた多田富雄の背中であった。

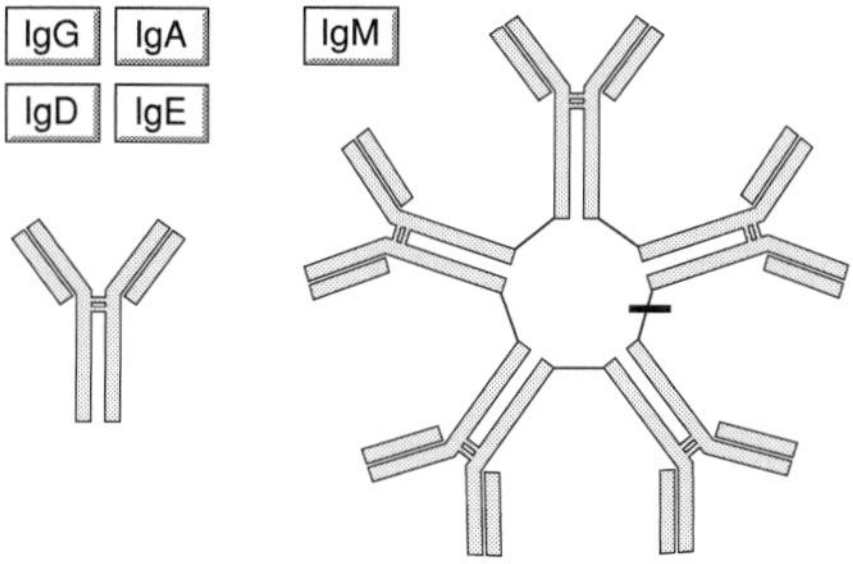

抗体はこんな姿をしている

石坂夫妻は彼らが見つけたレアギンをIgEと命名することにした。アレルギーが起きると皮膚は赤くはれあがる。そこで紅斑《こうはん》を意味するerythema（エリテーマ）という英語に着目し、IgEと名付けたのだ。また、Eは英語のアルファベットで五番目の文字。IgEという名称には、それまでに見つかった四つの抗体に次ぐ第五番目の抗体である、という意味も込められていた。

ライバルの出現

だが、まだ波乱は続いた。ライバルの出現だ。石坂夫妻がIgEを発見した翌年の一九六七年、スウェーデンのカロリンスカ研究所のS・ヨハンソン博士が、IgGでもなければIgMでもない、IgAにもIgDにも属さない、既知の四つの抗体のいずれとも異なる抗体を大量に作る「ミエローマ（骨髄腫）」を見つけた、というニュースが大西洋の向こうの欧州から米国に伝わってきた。カロリンスカ研究所は、ミエローマ患者のイニシアルをとって、その抗体を「IgND」と呼んでいた。IgNDとIgEという二つの抗体は、はたして同じものなのか、それとも違うものなのか。石坂はストックホルムからIgNDを取り寄せ比較を試みた。二つは予期していた通り、同種の抗体たんぱく質であることが判明した。

ミエローマは、抗体を作るBリンパ球（B細胞）ががん化して、特定の種類の抗体を大量に作り出すようになったもの。石坂夫妻が苦労したように、抗体はそもそも体の中に極微量しか存在せず、分離・精製が非常に難しい。だがミエローマという抗体の「大量生産工場」が出現したことで、研究者たちは、それまで体内にあるかどうか今ひとつ、判然としなかった第五の抗体（鬼っ子抗体）が確かに存在するという確証を得て、さらに、この抗体の構造の研究へと歩を進めて行くのだった。

アレルギーを起こす抗体発見の優先権はどちらにあるのだろう。科学の世界では、それは、多くの場合、名称がどうなるかで決まる。相争う研究者や研究機関が、その発見物につけた名前のどちらが国際学会で認知されるか。その結果が、どちらが第一発見者であるかを決定的に示すことになる。世界の一線の研究者が最もこだわり大事にするのは、己のオリジナリティを顕示できる「名称」である。

世界保健機関（WHO）が仲介して第五番目の抗体をどう呼ぶかを決める国際会議がスイスのローザンヌで開催されたのは翌一九六八年のこと。勝負はIgEに軍配があがった。アレルギーとの関わりを明らかにした点に見るように、研究内容は石坂夫妻が一歩も二歩も充実していたからだ。夫妻が着目したように、この抗体が第五番目の抗体であることをわかりやすく示すためにも「A」から数えて五番目の「E」はふさわしい名前だった、という。

スウェーデンのグループはこの会議には、名称をIgNDから「IgB」に切り替えて臨んだ、と伝えられている。「ND」では勝ち目はない。名前は一文字にしたい。幸いアルファベットで「B」は「空き番」になっている。そこで彼らは「IgB」を提案した——。関係者で語り継がれている一つの推測である。

日本の研究者の輪

アレルギーをもたらす抗体はIgEと命名された。だがまだレースは続く。次の課題はIgEがどのようにしてアレルギーを引き起こすかを解明することだ。

石坂夫妻にとって幸運だったのは、米ダートマス大学に留学していた小川真紀雄（サウスカロライナ大学）がカロリンスカ研究所のヨハンソンに次いで、IgEを体内で大量に作り続けるミエローマの患者に出会ったことだ。またその頃、ジョンズ・ホプキンス大学に移っていた石坂のもとに、著者の一人の岸本が学んでいた。小川と岸本は阪大医学部の同窓生。後に阪大の学長となった山村雄一にともに師事した間柄だ。小川は迷わずミエローマ患者の血清を石坂の研究室に手ずから持って行った。

アレルギー患者の血液の中に極微量しか存在しないIgEを分離し精製することは大変、難しい。だがミエローマ患者の血清が手に入ったことで、石坂夫妻の研究は一気に進展した。夫妻が見出し、今では全貌が明らかになったアレルギー発症のおおよその筋書きはこうだった。

まず花粉などの異物が、鼻の粘膜など体の敏感な場所に入り込む。そこには刺激物質を内部に大量にためこんだ肥満細胞（マスト細胞）という細胞が大量に存在する。そして不運にも、そこにIgEが居合わせると肥満細胞は刺激物質を放出し、苦しくて悩ましい一連の症状が始まる――。アレルギーの詳しいメカニズムは次の第2章に譲ろう。

アレルギーの症状を引き起こす機構を石坂夫妻が解明したのは、彼らがコロラド州デンバーの小児ぜんそく研究所からボルチモアのジョンズ・ホプキンス大学に研究の場を変えてからのことだった。彼らが輝いた前半のデンバーに居合わせたのが多田富雄なら、後半のボルチモアに居合わせたのが筆者の岸本である。岸本の記憶が正しければ、IgEと肥満細胞の関わりを解明したのは主に石坂夫人だった。

夫人は一九九〇年、免疫学の進歩に貢献した研究者に贈られる「ベーリング・北里賞」を受賞した。E・ベーリングはノーベル生理学医学賞の初回受賞者。北里柴三郎はベーリングとともに十九世紀末に破傷風やジフテリアの毒素に対する「抗毒素」を発見し世界の医学史に名前を刻んだ巨人。この二人が発見した抗毒素こそ、後に抗体として正体が明らかとなったものであった。

石坂夫妻は一九九六年、約三十年に及んだ米国での研究に別れを告げ、日本に帰国。照子夫人の故郷、山形県蔵王に移り住んだ。石坂公成は帰国から四年後の二〇〇〇年春、国際科学技術財団から日本国際賞を受賞した。

北里物語

科学者や研究者を志した人間なら誰でもあこがれるノーベル賞はアルフレッド・B・ノーベルの遺志を継ぎ、二十世紀の始まりの一九〇一年に授賞が始まった。だが、もし、当時の選考委員会にもう少し広い視野があったなら、第一回の生理学医学賞はベーリングとともに日本人が選ばれていたかもしれない。北里柴三郎である。

北里は一八八〇年代半ば、結核菌やコレラ菌を発見したドイツのR・コッホのもとに留学。コッホの弟子のベーリングと協力して破傷風菌やジフテリア菌に対する「血清療法」を確立した。

これら二つの病原菌は人間の体の中で毒素を放出する。これが病気の原因だ。そこで彼らは、毒素を少量ずつ段階的に増やして馬に注射した。すると馬の「血清」の中には毒素を中和する働きのある物質が現れた。抗毒素である。

血液を動物の体から採取して試験管の中でしばらく放置しておくと、試験管の下部には赤血球や白血球の固体成分がたまり、上部には液体成分がたまる。この液体成分のことを医学の世界では血清という。北里とベーリングが発見した抗毒素は血清の中に潜んでいたので、抗毒素を使った治療は血清療法と呼ばれるようになった。

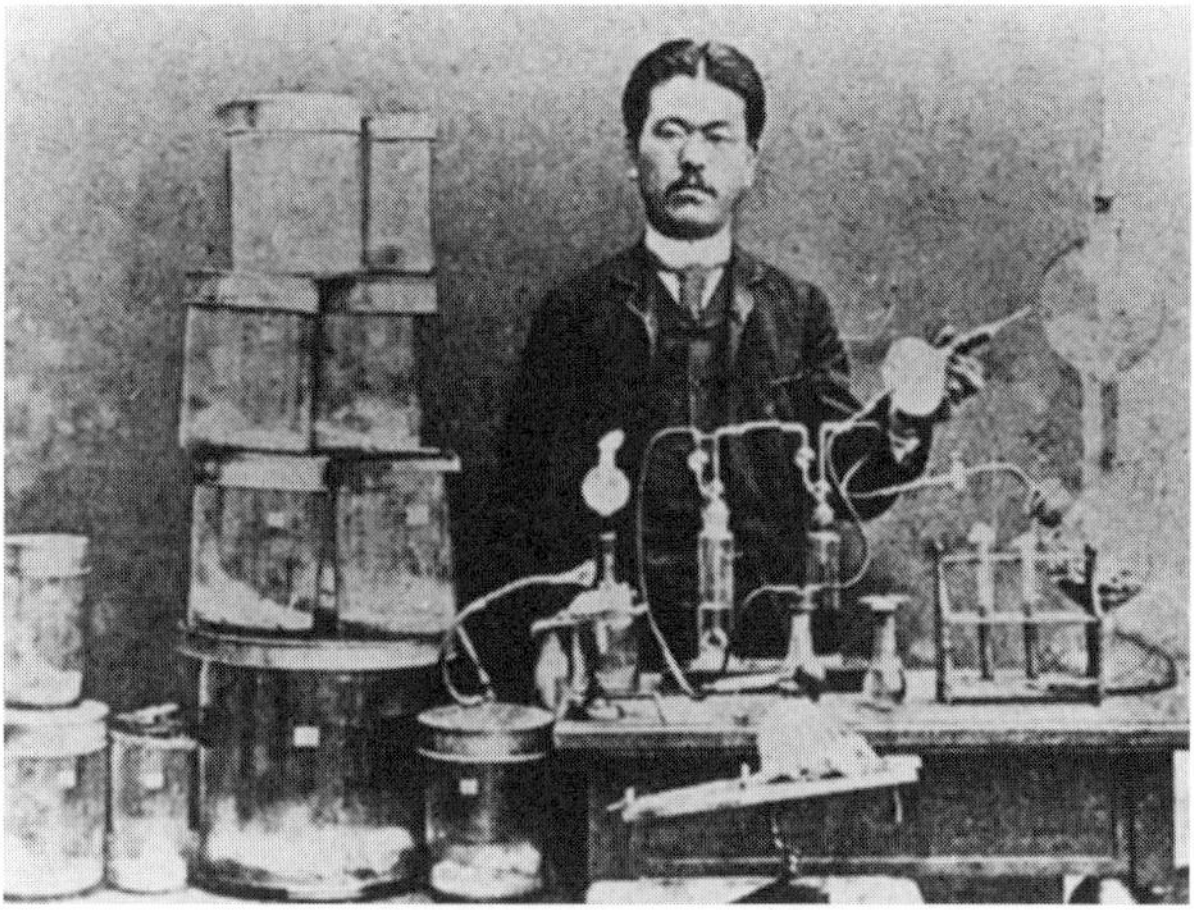

血清療法を確立した北里柴三郎

北里とベーリングが抗毒素を発見した瞬間こそ、現代免疫学の始まりの時だったのかもしれない。それまで、種痘を考案し天然痘の脅威を封じ込めたE・ジェンナーや、彼の研究を引き継ぐ形でワクチン療法を確立したL・パスツールによって、生き物の体の中には、自らの生命を守ってくれる免疫の営みがあることは突き止められていた。だが、その不思議な営みを演出する実体は何なのかはベールに包まれたままだった。北里とベーリングは、それが抗毒素であることを疑いの余地なく示したのだった。

彼らが発見した抗毒素を現代の免疫学は抗体という。後にIgG、IgMなどと名付けられた抗体は、人間の体に外部から侵入した病原菌などの異物（抗原）と戦う主力であり、その中にはアレルギーをもたらす鬼っ子のようなIgEも含まれていた。

こんな偉業をなしとげた北里が、なぜ、初回のノーベル賞から外れたのかは科学史に残るミステリーだ。

北里の業績は主に破傷風菌の抗毒素発見にある。一方、その頃、欧州で多くの乳幼児や子供を死にいたらしめていたのはジフテリア菌で、病原菌の出す毒素が心臓の筋肉に深刻な障害を与えていた。そしてジフテリアを患った子供たちに血清療法を施し、実際に人の命を救ったのがベーリング。抗生物質がない時代に、血清療法は画期的な救命効果をもたらし、ベーリングは一躍、脚光を浴びたが、北里は、その当時、既に日本に帰国しており、ジフテリアの治療には参画しなかった——。

ノーベル賞の各賞は最大三人までの授賞が認められている。過去のノーベル賞の歴史を振り返ると、単独の研究者が受賞することの方がむしろまれでもある。北里がノーベル賞を逃したのは不運としかいいようがないのだろうか。北里が当時、欧州から遠く離れた極東の小さな国で生まれた人間であったことも影響したのだろうか。

北里は日本に帰国後、伝染病研究所の創設に力をふるい所長に就任した。その後、同研究所が東京帝国大学の傘下に入ったのを機に北里研究所を創設。慶應義塾大学医学部長も務めた。

第2章　花粉症物語

日光杉並木の怪

国の特別天然記念物に指定された栃木県の「日光杉並木街道」。三十七キロの長さに一万本を超える杉が立ち並ぶこの並木は、十七世紀、徳川家康の側近だった松平正綱が日光東照宮に寄進したものだ。

松平正綱は天下統一を果たした家康に仕えただけでなく二代将軍秀忠、三代将軍家光にも仕え、大名にとりたてられた。その恩に応えようと正綱は二十数年の歳月をかけ、東照宮への参道に杉を植え続けた。正綱がこれを寄進したのは家康の三十三回忌にあたる慶安元年（一六四八年）四月十七日のことだった、と伝えられる。

だが、もし、この杉並木がなかったら、日本人が杉花粉症という病気に気が付くのはもう少し遅れていたかもしれない。日本で杉花粉症の症例が最初に見つかったのは、ここ日光だからである。

日本が高度成長期を迎えていた一九六〇年代初期のこと。古河電工日光電気精銅所付属病院の看護師たちは、春先になると目のかゆみや、鼻づまりなどの不快さを訴える人が何人も来院するのに気が付き始めた。「あら去年みえた患者さんだわ。今年もまた通院で大変ね」。彼女たちは、こんな言葉を時折、口にするようにもなっていた。

しかし花粉症という病気は、その頃、日本の医療関係者の視野には全くといっていいほど入っていない。恐らく花粉症を意識していたのは、その頃、米国に渡った石坂夫妻ら一握りの研究者だけだっただろう。病院の医師たちも「何か妙だ」とは感じながらも、そのわけを深く詮索することもできず、日々のせわしい診療・治療にあけくれていた。

斎藤医師、日光着任

そこに東京医科歯科大学から若手の医師が一九六三年の年初に赴任してきた。大学院でアレルギー性鼻炎を研究していた斎藤洋三（元・東京医科歯科大学助教授）で、当時三十一歳。斎藤は、前年の十二月に学位論文を書き上げてしまい、時間に余裕があるのを見込まれ臨時の医師として派遣されてきたのだった。

着任からしばらく時が過ぎた三月。斎藤は患者たちの苦しみを自分の目と耳で知ることになる。「くしゃみ、鼻水、鼻づまり、目のかゆみ」。現在、花粉症の四大症状として広く知られる症状だ。今から四十年以上も前のこと、斎藤の記憶もかなり薄れている。だが恐らく彼とベテランの看護師はこんな会話を交わしたことだろう。「鼻や目の不快感を訴える患者さんが目立ちますね」「ええ、そうなんです。毎年、この時期は患者さんが多くなるんです」――。斎藤の頭の中に「アレルギー性鼻炎」という専門用語がちらついた。

ただ、ここまでは斎藤は彼の先輩たちが病院でたどった同じ道を歩んでいるに過ぎない。彼は週末に東京に戻った機会に、日光で目にした不思議な症状を先輩たちに尋ねてみた。すると彼らの多くはこう答えた。「そうなんだ。あそこの病院は春になるとアレルギー性鼻炎の患者が多くなるんだ」。

しかし先輩からも「アレルギー性鼻炎」という言葉を聞いたことで、斎藤にはある記憶が蘇った。昔、ある文献で目にした枯草熱《こそうねつ》の症状である。

枯草熱は欧米では花粉症の代名詞。十九世紀前半の英国で、牧草の枯草に接触したせいで起きた病気と思われ、こ

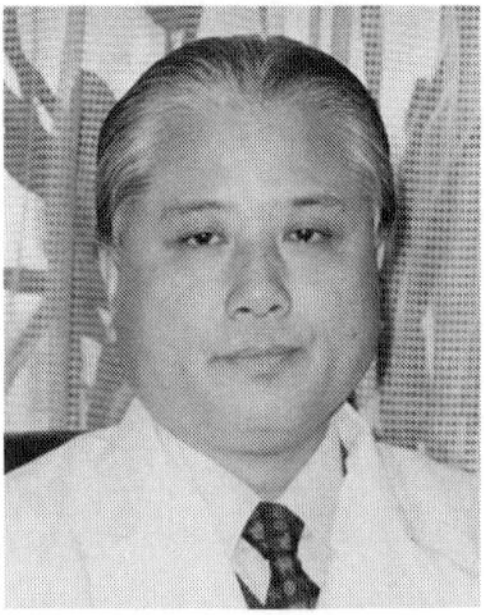
杉花粉症を突き止めた
斎藤洋三博士
（元・東京医科歯科大学助教授）

う名付けられたが、後に、この病気はイネ科の牧草の花粉で起きることが突き止められた経緯がある。

だが当時の日本の医師たちは、アレルギー性鼻炎の原因は家の塵や食べ物、細菌などだと考えていた。花粉は医師の視野には入っていない。なら、どうして斎藤は植物に目を付けたのか。一つの理由は、彼が根っからの植物好きだったことだ。斎藤は高校時代、生物学クラブに属し、山登りをしては植物観察を楽しんでいた。

日光に赴任したそんな彼の目にとまっていたのが宿舎から病院に通う時、視野にいやおうなく飛び込んでくる杉の林だった。彼はある時、杉の枝についている「実」に手を伸ばした。すると手のひらには、黄色い粉がいっぱい付着した。斎藤が実だと思ったものは杉の花。彼の手にくっついたのはその花粉だったのだ。「ひょっとしたら、これが犯人かもしれない」。こう思った斎藤は、杉が怪しいという自分の直感を信じ、独自の調査を開始した。

「アレルギー性の症状ではないか」と疑いを持つことと、原因物質を探り当て、その症状が本当にアレルギー性の病気であると見極めるのとは次元が異なる。原因物質を探索し始めた斎藤は、その時点で先輩たちを超えたともいえるだろう。

斎藤は文献調査でこんな報告を見つけた。一九六一年、東京大学の荒木英斉が日本アレルギー学会の学会誌「アレルギー」で、北米から日本に入ってきたブタクサの花粉が原因で起きた花粉症の症例を報告していたのだ。花粉症というアレルギー症状は、杉花粉症の発見以前にも、日本で発生していたのだ。

杉花粉症、日本に初登場

文献調査で杉への疑いを一層強めた斎藤は、今度は症例の収集を開始する。彼が日光で集めた症例は全部で二十一例。不快感を訴えた二十一人の患者が病院を訪れた時期で分類すると興味深い棒グラフを描くことができた。杉が花粉を飛ばし始めるのは三月下旬。それからしばらくして住民の体内ではアレルギーが起きる。こうした推測を裏付けるようにグラフは四月にピークが現れた。

次は実際に杉の花粉が人間の体でアレルギーを起こすことの確認だ。

斎藤は被験者の腕に杉の花粉のエキスを注射した。すると皮膚ははれて赤くなった。膨疹《ぼうしん》や紅斑《こうはん》と呼ばれる花粉症特有の症状だ。自分の体も使った。患者の血清を自分の皮膚に注射する。その中には、鬼っ子抗体のIgEが含まれている。四十八時間後、花粉のエキスを注射。すると予想通り、そこは赤くはれあがった。斎藤はこのとき杉花粉がアレルギーの犯人であることを立証した、と確信した。

斎藤はその年の秋、神戸で開かれた日本アレルギー学会で彼が師事した東京医科歯科大学の堀口申作と連名で、一連の成果を口頭で発表する。日本で初めて「杉花粉症」という病気が登場した瞬間である。

斎藤と堀口は翌一九六四年、日本アレルギー学会の学会誌「アレルギー」に「栃木県日光地方におけるスギ花粉症」と題した論文を掲載する。この年、日本は東京オリンピックを開催、文明国を目指しまっしぐらに走っていた。

杉花粉症は、仮に斎藤が日光の病院に赴任しなくても、いずれ誰かが発見したことだろう。だが、もし彼が赴任を命じられた病院が日光と違った病院だったら、もし赴任時期が夏だったら、もし斎藤が植物に強い関心を持っていなかったら、発見時期は少なくとも数年は遅れていただろう。

斎藤はこれを契機に花粉症の研究にのめりこむ。花粉症に焦点を当てた多くの著作を残し、東京都が設置した花粉症対策検討委員会の座長も務めた。斎藤のもともとの専門は耳鼻咽喉《いんこう》科。

「鼻屋がいつのまにか花屋になった」というのが斎藤の口癖である。

花粉症はどうして起きる

頭痛とせきの風邪の季節が過ぎると、そこは花粉症の季節――。日光で杉花粉症が発見されてから四十年あまり。日本は春の訪れを花粉症で知るようになった。春になればテレビは天気予報の時間に花粉情報を流す。街の薬局は「花粉症コーナー」を設け、そこには、花粉症の辛さを和らげてくれる薬を求めて人が集まる。

人間にアレルギーをもたらす異物は「アレルゲン（アレルギー抗原）」と呼ばれる。日本で花粉症を引き起こすアレルゲンが杉の花粉なら、英国ではイネ科植物の花粉。米国ではキク科の雑草であるブタクサの花粉がこれに相当する。

現代の日本人はアトピー性皮膚炎にも苦しむ。これはダニの糞や、虫の死がい、ペットの唾液《だえき》や尿が原因となって起きるアレルギーだ。食品アレルギーという悩ましいアレルギーもある。卵や牛乳、米、小麦。ごくごく普通の食べ物がなぜかアレルギーを引き起こすやっかいな症状である。

今、花粉症に苦しむ日本人はほぼ十人に一人。花粉症やアトピー性皮膚炎、気管支ぜんそく、食品アレルギーなど何らかのアレルギー症状を訴える日本人は厚生労働省の調べだとほぼ三人に一人になるというからすごい。アレルギーは現代の国民病である。

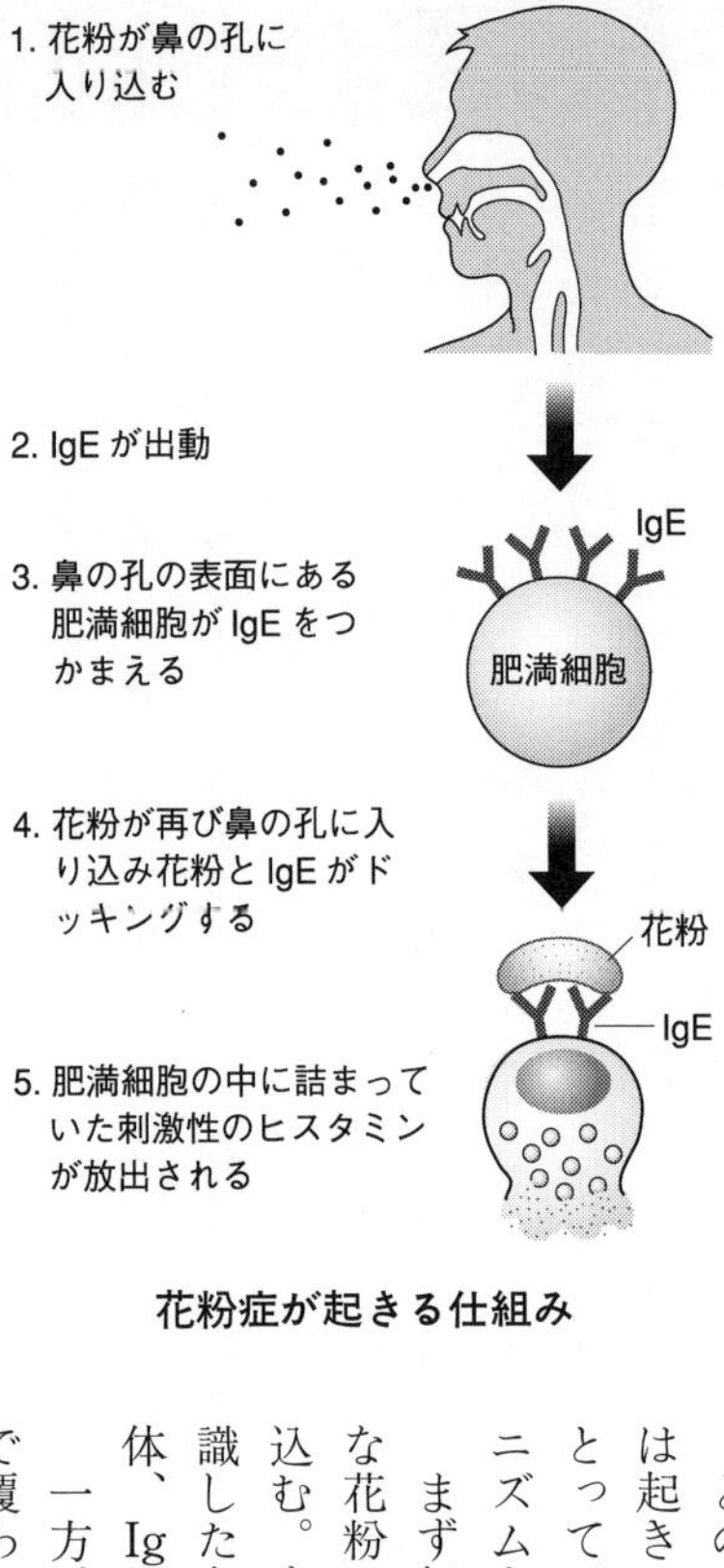
1. 花粉が鼻の孔に入り込む
2. IgE が出動
IgE
3. 鼻の孔の表面にある肥満細胞が IgE をつかまえる
肥満細胞
4. 花粉が再び鼻の孔に入り込み花粉と IgE がドッキングする
花粉
IgE
5. 肥満細胞の中に詰まっていた刺激性のヒスタミンが放出される

花粉症が起きる仕組み

どのようにしてアレルギーは起きるのか。花粉症を例にとってアレルギー発生のメカニズムを詳しく見てみよう。

まず杉の花粉が飛ぶ。小さな花粉の粒子は鼻の中に入り込む。すると花粉を異物と認識した免疫は、迎撃部隊の抗体、IgEを出動させる。

一方、鼻の孔の表面は粘膜で覆われており、そこには肥満細胞という細胞がいくつも並んでいる。この肥満細胞は抗体をつかむと離さない受容体を持っており、花粉の侵入に気付いて、鼻の粘膜に集まってきたIgEをつかまえる。こうして肥満細胞は自らの表面にIgEをいくつも並べ、再度、花粉の接近を待ち構えることになる。

こうして態勢を整えた肥満細胞に花粉がやってくると、この時、起きるのは花粉とIgEのドッキングだ。すると、その刺激は、肥満細胞の内部に伝わり、ついに破局が生じる。肥満細胞の中

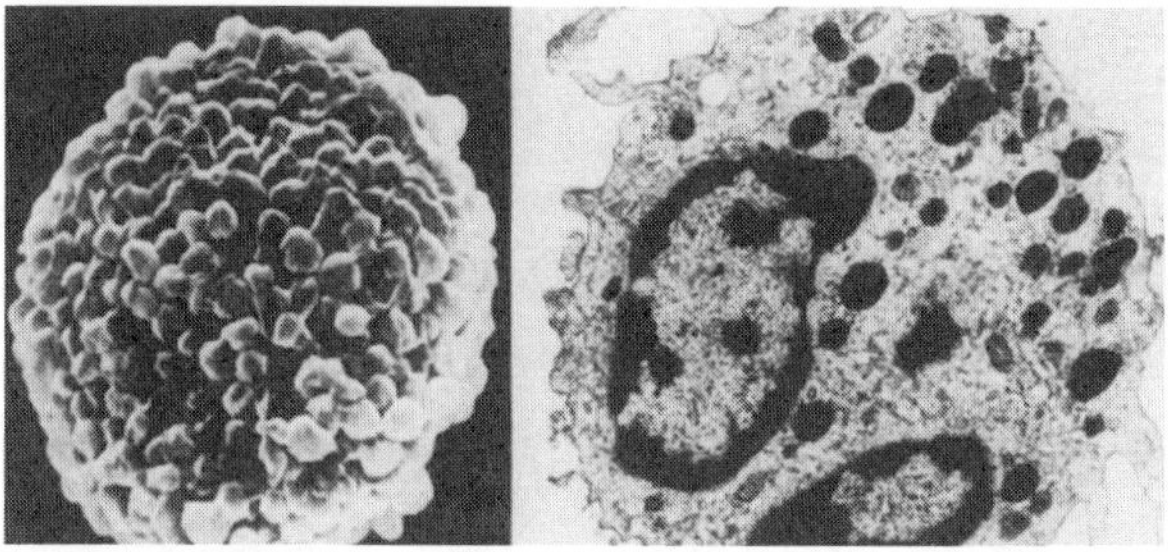

どちらも肥満細胞。右の写真の黒い部分がヒスタミンが詰まった刺激粒

に詰まっていた膨大な数の刺激粒が細胞の外部に一斉に放出されるのだ。刺激粒の中身はヒスタミンと呼ばれる刺激作用を持つ分子だ。この分子は血管を拡張し、透過性を昂進させる働きがある。このため血管はふくれ、ふくれた血管から体液が鼻の粘膜ににじみ出る。これが、くしゃみや目のかゆみ、とめどない鼻水が起きる原因だ。

肥満細胞は、もっと悪さをする。ヒスタミンの他にも気管支を収縮させるロイコトリエンやプロスタグランジンという物質を作るのだ。花粉症にかかった人が、かゆみに悩まされるだけでなく、せきに苦しむのもこのせいだし、症状がひどくなり気管支でぜんそくの発作が起きるのも、このせいだ。

免疫の使徒たち

アレルギーをもたらす鬼っ子抗体、IgEは第１章で語ったように日本の石坂夫妻によって突き止められた。ただIgEを除く

IgGやIgMなどの抗体は人間の体を守ってくれる善玉の抗体だ。もともと抗体は人間の体に侵入した病原体と戦うのが本来の任務である。

また免疫の営みは抗体のほかにも、いろいろな免疫細胞によって支えられている。そこで、この段階で、免疫の使徒ともいえる分子や細胞の面々をざっと紹介しておこう。

まず「抗体」。人間の体の中に病原菌やウイルスが侵入したとしよう。すると人間の体は、これらの病原体と戦う特殊なたんぱく質の群れを免疫細胞に作らせる。このたんぱく質の群れが抗体だ。学生時代の生物の授業で、体内に入った病原体を「抗原」と呼び、これに「抗体」がかぎとかぎ穴のように結びついて病原体を捕らえる営みを「抗原抗体反応」と呼んだことを覚えている方もおられるだろう。

抗体を作り終わった免疫細胞は準備が整うと、この抗体を外敵の病原体に向かって放出、狙い撃ちを始める。IgGやIgMなどの抗体は敵を迎え撃つ迎撃ミサイルともいえるだろう。

次に抗体を作って撃ち出す「B細胞」。血液の中には赤い色の赤血球と無色の白血球があり、リンパ球は白血球の有力な一員だ。そしてリンパ球には「Bリンパ球（B細胞）」と「Tリンパ球（T細胞）」の二つの種類があり、このうち「B」の方が抗体の生産と放出の役割を担っている。B細胞は、いわばミサイル発射装置である。

では「T細胞」は何をしているのだろう。T細胞は迎撃戦の司令官。B細胞に指示したり助言

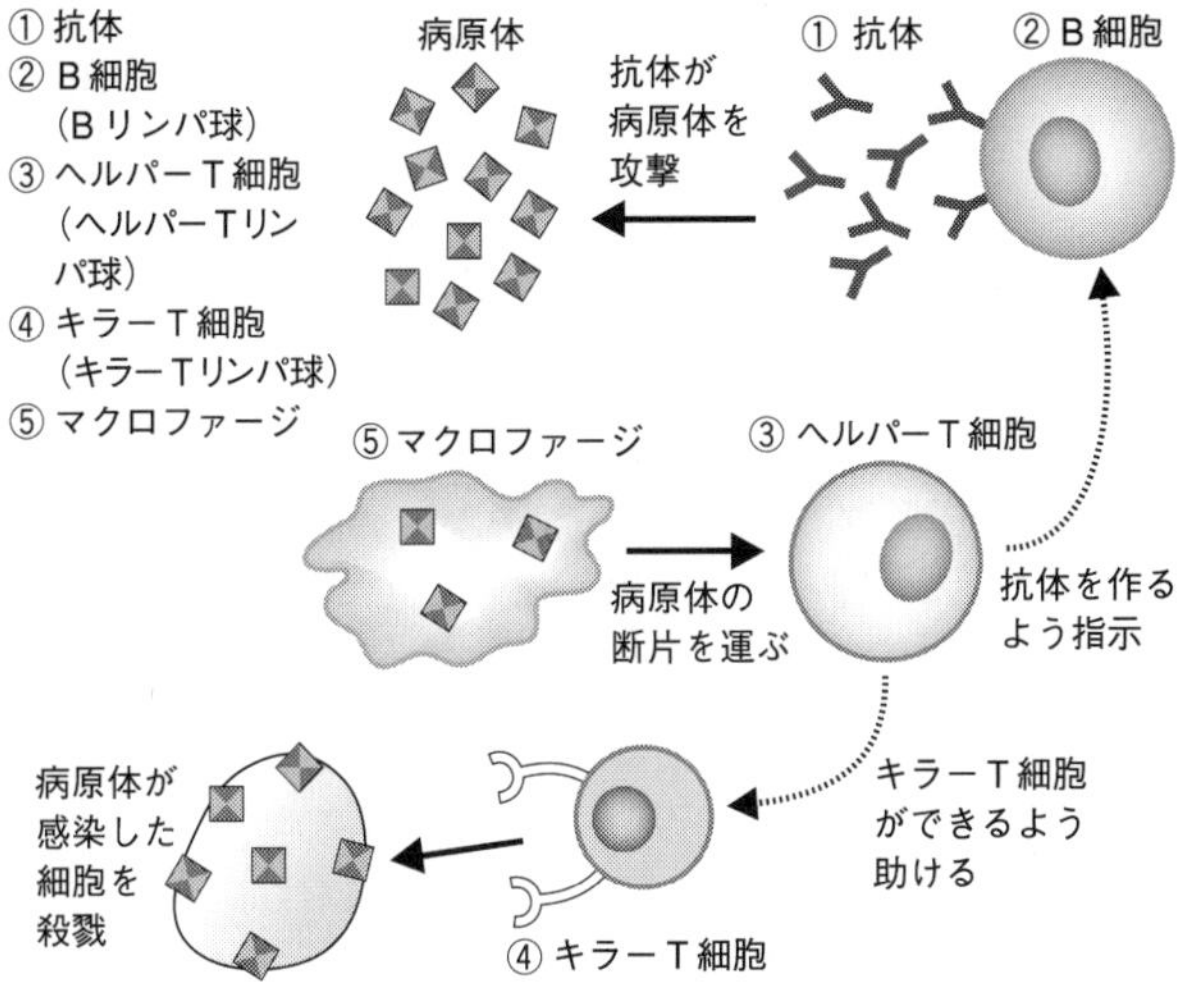

免疫の「5人の使徒」

を与えて抗体を作らせ、病原体に向かって抗体を放出させる。こうした役割を担うT細胞は「ヘルパーT細胞」と呼ばれる。

ただしT細胞にはもう一つ「キラーT細胞」と呼ばれる細胞がある。これは文字通り殺戮《さつりく》細胞。不幸にもウイルスにとりつかれた細胞を情け容赦なく殺していく。迎撃戦の前線に出動する機甲歩兵といったところだろうか。ヘルパーT細胞はB細胞だけでなくキラーT細胞にも指示を与える働きがある。

もう一つ、偵察の役割も果たす免疫細胞がある。「マクロファージ（大食細胞）」だ。マクロファージは前線で病原体に出合うと襲いかかってバラバラにし、病原体の破片をくわえてヘルパーT細胞のもとへ運んでくる。こうして司令官のT細胞は、侵入者が誰であるかを知り迎撃戦の作戦を練る――。

免疫の世界は、石坂のようなプロフェッショナルにもごくふつうの人にも、謎とミステリーに満ちた楽しく面白い世界だ。もし探求心を阻む壁があるとすれば、それはこの世界をのぞこうとしたとたん、目の前に立ちふさがる難解というより意味不明な専門用語の数々かもしれない。だが、ここで紹介した免疫の使徒たちの名前さえ覚えてしまえば、最初の山はひとまず越える。「抗体」「B細胞」「ヘルパーT細胞」「キラーT細胞」「マクロファージ」。この先、頻繁に登場するであろう免疫の「五人の使徒」の名前をぜひご記憶願いたい。

アレルギー治療に展望

発症のメカニズムが判明したことでアレルギーの治療にも展望が開けてきた。ポイントは、アレルギーの発症プロセスの連鎖をどこかで断ち切ってやることだ。

花粉症の場合、まず効果があるのは、人間にアレルギーをもたらすアレルゲンとの遭遇を避けることだ。杉の花粉に遭う機会を少なくすれば、その分、花粉症にかかる確率は減少する。だから花粉が飛ぶ季節にはマスクとメガネをつけたり、帰宅したら鼻をかむ、うがいをするなどを励行したい。衣類を洗濯しても、家の外にほすのはがまんしよう。そうすれば、大半の人は、それほどひどい症状にはならないはずだ。

　花粉症の季節が訪れるしばらく前に抗アレルギー剤を使う手段も知られている。ここまでに語ったように、花粉症に関わる悪者の一つの肥満細胞は、細胞の表面にくっついたIgEに花粉がドッキングしたとたんに刺激物質のヒスタミンを放出する。そこで、事前に肥満細胞の力を弱め、ヒスタミンを放出させないようにする薬が目薬や鼻薬として売られている。もし、それでもアレルギー症状が現れたら抗ヒスタミン剤を使ってみる。こちらは肥満細胞が放出したヒスタミンの働きを抑える薬だ。事前と事後のどちらにも薬はそろっている。

「減感作療法《げんかんさ》」といって四十年ほど前から試みられている治療法もある。これはアレルギーを引き起こす花粉のエキスを少しずつ繰り返し患者の皮膚に注射していく方法だ。注射の仕方やエキスの量を注意深く制御すれば、花粉に対する反応が薄れていくことが知られている。

　減感作療法は人によって効果や程度に違いがあったり、効果がない場合もあるが、この数年、改めて注目を集めている治療法だ。ただ、この治療法が辛いのは数ヵ月から数年、注射を続ける必要があることだ。我慢と辛抱が求められるのである。

　この治療はいわば、体を外部の異物に慣れさせていく、というやり方だ。その点では直感的に理解しやすい療法といえるかもしれない。しかし、この方法がなぜ効果があるのかは、実は、はっきりとはわかっていない。ある意味では体験に基づく治療法である。

減感作療法では、注射する花粉のエキスから不純物を取り除き、ピュアーなアレルゲンを注射して、効果を上げる試みも始まっている。

また生き物の遺伝子の本体であるDNA（デオキシリボ核酸）に着目した「DNAワクチン」の研究もスタートしている。DNAワクチンについては、後で詳しく説明しよう。

アトピー、ぜんそくにはステロイドが有効

アトピー性皮膚炎や気管支ぜんそくのメカニズムもわかってきた。IgEと肥満細胞の悪役ペアがうごめくメカニズムは花粉症と同じ。ただ少々異なるのは、このペアに好酸球《こうさんきゅう》という白血球の一種が加担し、刺激物質を皮膚や気管支で放出することだ。花粉症では、肥満細胞が刺激物質を放出して鼻の粘膜を傷めるが、アトピー性皮膚炎や気管支ぜんそくでは、皮膚の組織を傷つけたり気管支にダメージを与えるのは好酸球である。

好酸球は、肥満細胞が放出する好酸球刺激因子という特殊な物質によって呼び集められる。しかも、この特殊な物質は好酸球に召集をかけるだけでなく、集まった好酸球を増やし、長生きさせる働きを持っている。

花粉症と同様、メカニズムがわかれば対策も巧みに打てる。好酸球はステロイド（副腎皮質ホ

ルモン）に非常に弱い。生き物の細胞には不思議な営みが見られ、刺激を受けたり、ある種の条件が整うと自ら死を選ぶことがある。「アポトーシス」と呼ばれる細胞の自殺行為だ。ステロイドが好酸球に強いわけは、好酸球に自殺を促すからだ。

だから気管支ぜんそくの対症療法としてはステロイドの吸入が有効だし、アトピー性皮膚炎にはステロイドの軟こうが役に立つ。ステロイドは、免疫系のほとんどすべての細胞の働きを抑制するため、力強さと粗暴さが同居する薬剤ともいわれる。だが、気管や皮膚など限られた場所への投与なら全身にそれほど影響を及ぼさない。医師の指導を受けて上手に使うことをお勧めしたい。

なぜ増えた花粉症？

アレルギーの発生メカニズムはほぼ判明した。だがわからないのは、なぜ、少なからぬ日本人が現代に至ってアレルギーに苦しむようになったのか、ということだ。日光の杉並木街道ができた江戸時代に花粉症に苦しむ人が現れた形跡はないし、昭和の初期にも花粉症の症状を訴えた人は現れていない。

この半世紀の間に現代人の遺伝子に大きな変化が起きたのだろうか。この可能性は薄い。人間の遺伝子は長い時間でしか変化しない。今から四百年前の関ケ原の合戦の頃と比べても、赤穂の浪士たちが吉良邸に討ち入った約三百年前の元禄期の頃と比べても、現代人の遺伝子はほとんど変化していないはずだ。

むしろ変化したのは日本人を取り巻く環境とライフスタイルだ。まず杉花粉が急増したのは明確な事実とみなしていいだろう。

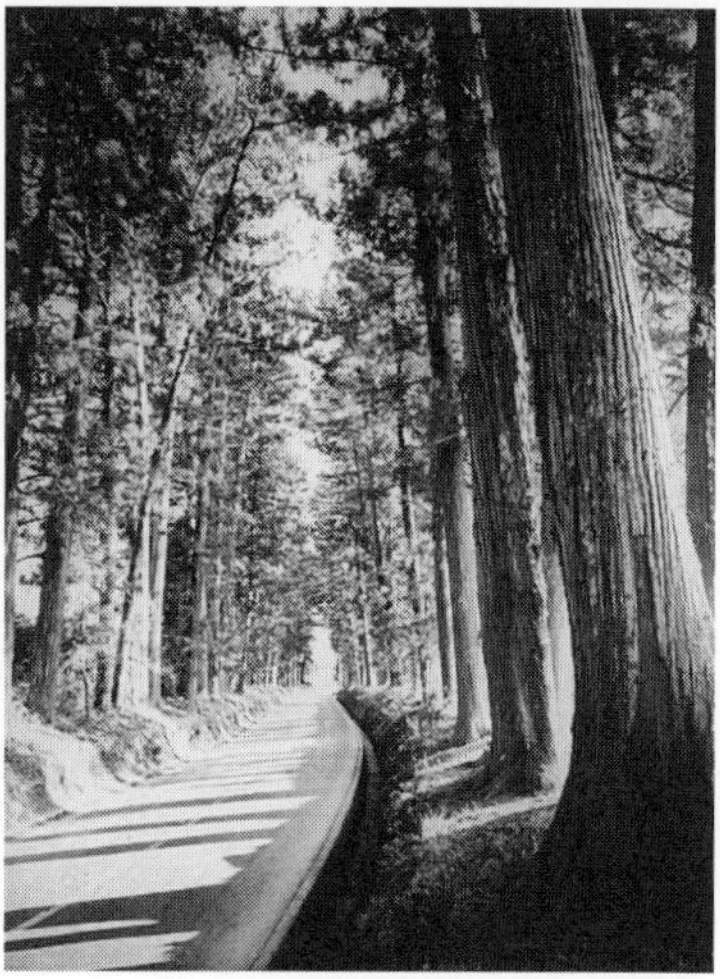

杉だけが犯人なのか？（日光杉並木）

室町時代や江戸時代に、東海道などの日本の主要な街道で良く目にしたのは松並木だった。江戸期の浮世絵師、歌川広重が描いた作品には松がしばしば登場する。だが太平洋戦争の終戦後、日本の自然は変わり始める。日本政府が不足する住宅用木材を調達するため、杉の植林政策を推進したからだ。生育が非常に速い杉は住宅用の木材として重宝な樹木だった。だが杉が春になると咲かす花は風媒花。風に乗って多量の花粉が飛んでいく。こうして現代の日本人は杉花粉と遭遇する機会が顕著に増えていった、と考えられる。

だが杉だけでは十分な説明が難しい。杉の単独犯なら、今、花粉症に苦しむ人は都市部ではなく地方に多いはずだ。しかし現実はその逆だ。花粉症患者は都市部の方に多い、とされる。恐らく共犯者がいるのだろう。

ディーゼル自動車の排ガスを疑う学説がある。日本人の住居が気密性に富んだものへと変わり、食生活やライフスタイルが変化した点を指摘する学説もある。だが詳細はまだ何もわかっていない。確かなのは文明社会が生み出した何かが、杉の花粉と手を取り合って、人間の免疫をかく乱した、ということだ。

現代の免疫学は、花粉症などのアレルギーがどのようにして起きているかはほぼ突き止めた。だがわかったのは実はここまで。多少、乱暴にいうと、現代の最新の科学が秘密のベールをはいだのは「How」の部分だけ。なぜ現代にいたってアレルギーが蔓延したのか、「Why」の部分はまだ手つかずのまま残っている、といえるだろう。

感染症の減少が主因？

なぜアレルギーに苦しむ人が増えたのか。病原体が引き起こす感染症全体を眺めれば新しい光景が視野に入ってくるかもしれない。太平洋戦争が終わった昭和二十年代、私たちの生活環境は、清潔とは言い難いものだった。子供たちは、鼻から青バナを垂らしていた。あれは鼻の孔にある種の細菌がいたからだ。身の回りには、いろんな種類の病原菌がいて、私たちは頻繁に病気にかかり苦しんだ。

だが、その後、日本人は急速に感染症の苦しみから遠ざかった。下水道の普及で衛生状態が向上し、病原菌が生活の場から追放されたからだ。それでも、私たちは時には、病原体に襲われ病気にかかったが、二十世紀後半の文明はすばらしい医薬品を発明した。ペニシリンのような抗生物質だ。こうして私たちは、体の中に持っている免疫の力を使わなくても、病原体と対抗できるようになり、日本人の寿命はついに世界最高水準へと到達した。

ただ、感染症を撃退していった歴史と花粉症などのアレルギーの広がりを重ねたとき、意外な事実に気が付く。感染症の減少と、ちょうど反比例するかのようにアレルギーが日本人に広がっていることだ。両者には、何らかの因果関係があるように見える。

そこで次のような仮説を考えることができる。環境がきれいになったり、抗生物質が頻繁に使われるようになったりしたことで、免疫は次第に、細菌やウイルスなどの病原体と戦う機会が少なくなっていった。病原体が身の回りにいっぱいいた昔なら、免疫は病原体と戦ってくれるIgGなどの抗体やキラーT細胞などを作り出していただろう。だが今や、これらの抗体や細胞には活躍の場がほとんどなくなった。その代わりに働き始めたのが鬼っ子抗体のIgEだったのだろう。

この現象は免疫を取り巻く環境が変わった結果、免疫に関連する遺伝子の働きに微妙な変化が現れた、とも解釈できるかもしれない。

現代人の体の中には昔の人とほとんど変わらない遺伝子がある。だが外部の環境は数十年の間に著しく変化している。そして、その変化を伝える信号は何らかの形で細胞の中の遺伝子に届き、遺伝子は少なからず刺激を受けることになる。

環境の変化を示す信号を受け取った遺伝子には何が起きるのだろうか。それまで活発に働いていた遺伝子はある時、急に休眠状態に入るかもしれない。一方、それとは逆に、眠っていた遺伝子が何かの刺激をきっかけに眠りから覚醒し、活動を再開するかもしれない。こうした一連の変化の中で、少なからぬ人の体内で微妙なバランスが崩れ、IgEの発生を促す免疫細胞の活動が活発になったのではないか。証拠はない。読者の皆さんはこの仮説をどう考えられるだろうか。

今、日本では、さまざまな抗菌グッズが登場し、「抗ウイルス」をうたった製品さえ現れている。だが清潔への欲望がある種の限界を超えた時、私たちの体にどんな変化が現れるのだろうか。一抹の不安を感じざるをえない。

アレルギーは警報

素朴な疑問がある。アレルギーを引き起こすIgEはいったい何のために免疫の一員に加わったのだろう。現代人はIgEに迷惑を受けるばかりだ。だが発想を転換すれば、IgEについても効用は見えてくるかもしれない。それはIgEが引き起こす花粉症など一連のアレルギーを「警報」と解釈することだ。

免疫は一種の情報システムだ。T細胞やB細胞、さらにさまざまな免疫細胞は、微量のたんぱく質でできた情報伝達分子を出し合い、受け合って、情報を頻繁に交換し合っている。その姿はさながら、現代の高度情報社会だ。

免疫は外界との接触で成り立っているネットワークでもある。外部から抗原と呼ばれる病原体が侵入してくる。それを抗体がつかまえ免疫の営みが始まる。その様子は、まさに外の世界との会話のようにも思える。

だからこそ外部の環境が変化すると、人間の体は敏感に反応する。大量の杉花粉が日本の空を飛散するようになると、IgEはその変化を捉えて体にアレルギーを起こす。アレルギー特有の炎症反応が起こると、人間は、目のかゆみや、鼻づまりなどの不快さを訴え、ひどい場合は発熱、痛みさえ伴う。

だが、そうした不快さや痛みは外部に変化が起きたことを知らせるメッセージだ。もし免疫細胞が発する警報がなければ人間は、外界で起きた異変を知らぬまま、ついに破局を迎えるかもしれない。

花粉症の急速な拡大を目にした私たち日本人は、それを「現代の文明病」と呼び始めた。私たちは花粉症やアレルギーの向こうに、現代の文明社会の、何かしらあやしげなものを感じ始めているのかもしれない。

アナフィラキシー・ショック——諸刃の剣

ハチのひと刺しという。不幸にもハチに刺されて生命を落とす人がいる。だが、それはハチの毒のせいではない、免疫が過剰に反応したせいだ、といったら、信じていただけるだろうか。アオカビから抽出されたペニシリンという抗生物質がある。肺炎菌など人間にとりついた数々の病原菌を撃退してきた画期的な医薬である。だが過去、ペニシリンのせいで、ショック死した人が何人もいることをご存知だろうか。

これらもまた悪者のIgEが肥満細胞と結びついて起きるアレルギーの一つ。あまりにも反応が過剰で攻撃的なこの反応は、特に「アナフィラキシー・ショック（過敏症）」と呼ばれる。現代人を悩ませる花粉症やアトピー性皮膚炎も、このアナフィラキシー・ショックの前では穏やかといわざるをえない。アナフィラキシー・ショックは、時折、人間に牙をむき諸刃の剣と呼ばれる免疫が見せる最も凶暴な顔のうちの一つである。

二十世紀早々、欧州のモナコの海洋研究所でクラゲやイソギンチャクの毒を研究し始めたフランスの研究者がいた。シャルル・リシェ。後の一九一三年、ノーベル生理学医学賞を受賞する科学者である。

彼は犬にクラゲやイソギンチャクの毒を注射した。北里とベーリングが抗毒素を発見したのは一八九〇年頃のこと。生き物の体に毒素を注入すれば、体の中には毒素を中和する抗毒素ができることはもう知られていた。彼も、そう信じ実験を試みた。だが結果は驚くべきものだった。毒を繰り返し注射したところ、犬はショックを起こし死んでしまった。アナフィラキシー・ショックが人の目に入った世界で最初の例である。

なぜ、犬は死んでしまったのか。犬の体の免疫が見せた反応はある意味では正常な反応だった。外部から侵入した外敵（抗原）と戦うある種の抗体を作り出したに過ぎないからだ。だがそれは抗体とはいってもアレルギーをもたらすIgEだった。

花粉症で見たように、IgEは肥満細胞と結びつき、肥満細胞はヒスタミンと呼ばれる刺激物質をまき散らし、血管を拡張させたり透過性を促進させる。ロイコトリエンのような気管支を収縮させる物質も作り、せきやぜんそくも引き起こす。刺激の衝撃は生き物や個人によってまちまちだが、巡り合わせの悪い場合、血圧が急に下がったりショック死にさえ至る。ハチに刺されて死ぬ人の原因もショック死。ペニシリンのショックで死者が出るのもまた同じ。犬が死んだのも、やはり免疫が起こしたショック症状が原因だった。

今から考えると、リシェが犬を実験動物に選んだのは幸運だった。犬は他の生き物と比べ、体をアレルギーへと傾ける悪役の免疫細胞が多い動物だからだ。肥満細胞も多く持っている。もし彼が他の動物を選んでいたらアナフィラキシー・ショックの発見はもっと遅れていただろう。

犬の異常なショック死に遭遇したリシェは、何が起きたか最初はまるで見当がつかなかったはずだ。だが彼は研究を重ね、アナフィラキシー・ショックという免疫学史に残る概念を提唱する。

生き物の生命を守るはずの免疫が、錯乱したかのように生き物に矛先を向けてしまう。病気の予防（プロフィラキシス）に働くはずの免疫が、逆に生き物を攻撃する。彼は、そこに着目して「プロフィラキシスと逆」という点を強調し「アナフィラキシー・ショック」という新しい概念を提唱した。当時の常識を覆す新概念は、ノーベル賞を受賞するにふさわしいものであった。

アレルギーは移る——PK反応の発見

もう一つ歴史を刻んだ重要な実験をお知らせしたい。アナフィラキシー・ショックをリシェが目にしてからほぼ十年後の一九二一年、ドイツのカール・プラウスニッツとハインツ・キュストナーの二人が自らの体を使って行った巧妙な実験である。

二人のうちのキュストナーは魚が苦手で、魚を食べるとアレルギーが起きる体質だった。しかしプラウスニッツにはそんな悩みはない。彼らはまず、魚の身のエキスをアレルギー体質のキュストナーの腕に注射した。すると、予想通りアレルギーの症状が現れた。私たち、日本人がじんましんと呼ぶ症状である。

次にプラウスニッツは自分の腕にキュストナーの血清（血液の中の液体成分）を注射し、さらに時間を置いて、魚の身のエキスも注射した。するとアレルギーとは無縁なはずのプラウスニッツの腕にもアレルギー症状が現れた。

いささか複雑なこの実験の意味は何なのか。血清の中にはアレルギーを起こす原因物質に反応する何か——私たちはそれがIgEであることを知っている——があり、それを皮内に移された人にはアレルギーが起きるということを明確に示したことだ。方法次第では、アレルギーは人から人へと移すことができるのだ。

後の一九六〇年代、石坂夫妻もIgEを発見する最終局面では自らの背中に花粉のエキスとIgEを注射した。人のIgEは人の肥満細胞としか結合せず、動物実験は不可能だった。だから石坂夫妻も、最も身近な自分の体の皮膚を使わざるをえなかったのだろう。科学者たちの真理にいち早く迫ろうとする熱意、執念はかくもすさまじい。

プラウスニッツとキュストナーが考案した、血清を他の人の皮膚に移すという手法は二人の名前の頭文字を取って「ＰＫ反応」あるいは「ＰＫ法」と呼ばれ、長らくアレルギーの診断方法に用いられた。

ただ、この方法は現代では使われていない。血清の中にもしウイルス——例えばエイズウイルス（ＨＩＶ）や肝炎ウイルス——が混入していれば、診断を受ける人がウイルスに感染する恐れがあるためだ。一方、IgEの発見は試験管の中でアレルギーの診断を可能にしたという点において多くの人に恩恵をもたらし続けている。

第3章　結核物語

結核復活

正岡子規や樋口一葉、石川啄木らの文人の生命を若くして奪った結核が、日本や世界で再び牙をむき始めた。ストレプトマイシンなどの抗生物質に抑え込まれたかに見えた結核が再び頭をもたげ始めたのは一九九七年のこと。事態を重視した厚生省（当時）は一九九九年の七月、「結核緊急事態宣言」を出すにいたった。

厚生労働省の調べによると日本で九七年に発生した結核の新規患者は約四万二千七百人を数え、前年を約二百人上回った。結核の新規患者の増加は三十八年ぶりのこと。この年、結核による死亡者は約二千七百人を数えた。

さらに結核の新規患者は増え続け九九年のピーク時には約四万三千八百人に達し、結核の復活はもはや否定できない流れとなった。二〇〇〇年以降、新規患者は減少に転じてはいるが、それでも、その数は三万人近い。

過去の病気と誰もが信じた結核がこのように復活し、毎年、多くの患者が発生するようになった原因はせんじつめれば現代人の免疫力の低下だ。結核患者は体の抵抗力が弱った高齢者に集中している。体が元気な時には、たとえ結核菌に感染しても、人間は自分が備え持つ生体防衛の営みで結核菌の活動を抑え込むことができる。だが高齢になれば、免疫の力が徐々に弱まり、肺にひっそりと潜んでいた結核菌が活動を開始する。糖尿病を患い、免疫の力が弱まった人でも同じことが起きる。

免疫の衰えと結核の結びつきが顕著なのは欧米だ。不幸にも欧米ではエイズウイルス（HIV）に冒され、エイズを発病した人に結核患者が多い。HIVが感染するのは免疫の司令塔であるT細胞だから、発病に至った時の免疫の衰えは急激だ。欧米ではエイズの蔓延とともに結核患者も増えていった。

若者の発病も少なくない。彼らは、結核が医薬で抑え込まれた後の時代に生まれた世代だ。だから、元来、結核菌と出合うことが少なく、その分、結核菌と戦う免疫の力は小さい。最近は、大学生になっても、ツベルクリン反応が陰性のままで結核に対する免疫の備えができていない人が多い。過度なダイエットで体力が落ちた若者が増えたのも結核患者が増加した一因かもしれない。

患者や医師が不注意を積み重ねて起きた「人災」の側面も無視できない。現代の結核は集団感染が目立つからだ。自分が結核にかかったことを知らない医師が勤務を続け病院で看護師や患者に感染させたケースがこれに当たる。大学で結核について教えてもらう機会が少なかったせいなのか、数年前までは目の前に結核患者がいても、結核だとわからない若い医師もいた。

「多剤耐性結核菌」という結核菌の出現は混乱に輪をかけているように見える。結核菌を抑え込む現代の代表的な医薬は「ヒドラジド」「リファンピシン」「エタンプトール」「ピラジナマイド」の四つだ。だがこれらの薬が役に立たない多剤耐性結核菌という結核菌が登場し、今、日本では約二千人がこの結核菌に苦しめられている。

なぜこのような結核菌が誕生したのだろう。抗生物質の攻撃にさらされた結核菌の大半は死滅する。だが、その中に一部、突然変異で遺伝子を変化させ、たまたま、ある薬剤への耐性を身につけた細菌がいたとしよう。その結核菌は、仲間の死を乗り越えて生き延びる。人間の目には、あたかも結核菌が強力な気力と意志を持ち抗生物質の攻撃をはねのけ強い菌に変身したように見えるかもしれない。

このように突然変異によってある薬への耐性を獲得した結核菌の中には、またもう一つの薬に対する耐性を身につける菌も現れるかもしれない。こうして医療関係者を悩ませる「多剤耐性結核菌」は登場した。

だから、現代の結核治療には細心の注意が必要だ。患者の肺に巣くう結核菌が何かを見定め、三種類か四種類の薬を投与する。こうすれば、理屈の上ではたいていの結核菌を死滅させられるはずだ。

だが現実には極めてやっかいな事態が起きつつある。医師が結核への関心の薄さから、複数の薬を使う新しいルールを知らなかったり、患者に複数の抗生物質を与えても、規則正しく薬を服用することを怠った結果、病原菌を死滅させられず、逆に、その細菌が新たな耐性を獲得してしまうケースだ。

多剤耐性結核菌は二十年ほど前に米国で発見されたという。改めて考えてみれば、その際、医師と患者が結核を「過去の病気」と甘く見ず、結核菌を徹底して退治しておけば多剤耐性結核菌の出現は防げたのかもしれない。人類の油断は、今、再び結核の跋扈《ばっこ》を招きつつあるかに見える。

結核もアレルギー

結核は風邪のようなだるさや微熱から始まる。そして症状が重くなると、肺の組織に空洞ができ、喀血《かっけつ》を重ねて最悪の場合、死へと至る——。だが、結核菌の感染はきっかけに過ぎない、発熱などの大半の症状は実は免疫のせいである、人間の免疫の営みが肺の組織に空洞を作るのだ、といったら信じてもらえるだろうか。でもそれは事実なのである。

これから、しばらく語るのはこうした結核のミステリー。免疫細胞がどのように振る舞い、その結果、どうして肺に空洞ができるのかを見ていこう。ただし結核にはアレルギーの主犯者だったIgEという抗体は全く関わらない。結核の場合、主犯者といえそうなのは抗体ではなくT細胞である。

せきで空気中に飛び散った結核菌を不幸にも誰かが吸い込み、病原菌が肺に侵入したところから始めよう。

肺に侵入した結核菌に襲いかかるのは、免疫の偵察部隊のマクロファージ（大食細胞）だ。前章の《免疫の使徒たち》のところで述べたように、彼らは体内に侵入した病原菌をバラバラにして、その断片を免疫の司令塔といわれるヘルパーT細胞のもとへと「見せ」にくる。するとヘルパーT細胞は、遠方のマクロファージを呼び集め、大軍となったマクロファージは結核菌に対する一斉攻撃を開始する。結核菌を飲み込み、バラバラにする営みだ。

ヘルパーT細胞はマクロファージの攻撃行動の支援も行う。ガンマ（γ）インターフェロンという情報伝達分子をマクロファージに向けて放出し、マクロファージに体内で一酸化窒素（NO）を作らせるのだ。結核菌は一酸化窒素に弱く、マクロファージの一酸化窒素を浴びた結核菌は死滅する。

最近ではキラーT細胞も結核菌との戦いに重要な役割を果たしていることがわかってきた。キラーT細胞は、結核菌を飲み込んだマクロファージをまるごと攻撃し結核菌をやっつける。またマクロファージの体の外に出た結核菌に向かって「グラニュライシン」という酵素を放出し、攻撃するとも考えられている。

こうやって免疫は結核菌から人間の健康を守ってくれる。ここまでは、免疫の使徒たちは外敵から人間を守る本来の営みをしているに過ぎない。免疫は人間には一切、迷惑はかけていない。

だが結核菌は面倒な振る舞いをする病原菌だ。実は結核菌の方から見ると、彼らに襲いかかるマクロファージこそ、彼らが寄生する場所と狙いを定めている場所でもある。マクロファージが結核菌を飲み込む行為は、実は両者の思惑が図らずも一致した営みである。

こうしてマクロファージの体の中では熾烈な戦いが始まる。戦いの場所が、マクロファージの体の中だから、血液の中を流れる抗体に出番があるはずがない。これが、結核菌が病原菌であるにもかかわらず、病原菌に対処するはずの抗体が全く関わってこない理由である。

だがマクロファージと結核菌の戦いでは不慮の事態が発生することがある。マクロファージやT細胞の手におえぬほど結核菌の集団が強力で、両者の戦いが結核菌の勝利に終わる場合だ。

マクロファージの体内で増え続けた結核菌の群れは、マクロファージを殺し終えると、その体を離れ他のマクロファージに襲いかかる。ヘルパーT細胞に呼び集められたマクロファージの群れも巨大だ。大軍同士が戦う場所では、異様な光景が出現する。マクロファージが融合して巨大な細胞になり肉芽腫と呼ばれる病巣ができるのだ。

こうして事態は破局へと向かう。殺されたマクロファージから出るたんぱく質分解酵素やヘルパーT細胞が放出した情報伝達分子によって、肉芽腫の中心部が腐り始めるのだ。肺細胞もそのとばっちりを受ける。肉芽腫の腐敗によって、その近隣部の肺細胞も破壊されるからだ。結核特有の空洞は実はこうしてできたものなのだ。マクロファージとT細胞による免疫の営みが空洞を作ったのである。

いかがだろうか。この複雑極まりない空洞のでき方をどのように思われただろうか。多少、説明があいまいな部分があると感じられたとしたらその直感は正しい。現代の最新医学といえども、結核の発症メカニズムをまだ厳密には解明し切っていない。結核とはそれほどミステリアスな病気なのである。

死んだ菌でも空洞が

結核がアレルギーであることを示すもっとわかりやすい証拠もある。結核の空洞は状況次第で死んだ結核菌でも起きることだ。いくら強力な病原菌といえども、死んでしまっては人間の体に悪さを起こせるはずがない。だからこそ肺にできた空洞は犯人が免疫の過剰反応、つまりアレルギーであることを雄弁に物語っているといえるだろう。

パスツールとともに近代医学を確立したコッホが結核菌を発見したのは一八八二年。それから数十年が経過した日本で、意外な発見をした研究者がいた。太平洋戦争が終わり、生まれ育った大阪で医学の道に復帰したばかりの山村雄一。後に大阪大学の学長となる人物だ。彼は、当時の日本人が今のがんと同じほど怖がった結核の研究を始めていた。

山村は、ウサギの肺に結核特有の空洞を作ろうと腐心した。だが、その最中、当時の常識を覆す実験結果を偶然目の当たりにする。生きた結核菌を注射すると、もちろんウサギの肺には空洞ができる。だが死んだ結核菌をウサギに注射しても、空洞ができてしまったのだ。

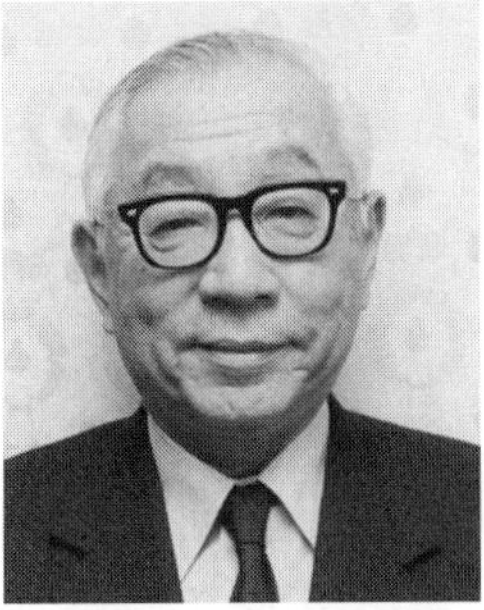
山村雄一・元大阪大学学長

なぜ、こんなことが起きたのか。そのウサギは以前、結核菌に感染し、結核菌への免疫を持っていた。また彼が注射した結核菌は微量ではなくかなりの量でもあった。

免疫という言葉の所以《ゆえん》を覚えておられるだろうか。一度、かかった天然痘やペストなどの病気には二度とかからない、二度目の「疫」病からは「免」れることができる。これは免疫の司令塔、ヘルパーT細胞が一度、体に侵入した病原体をきっちり覚えていて、二度目の侵入への備えもしっかり記憶しておく能力があるからだ。

もし本当に、病原体が再度の侵入を企てた時、ヘルパーT細胞は、B細胞に命じて速やかに大量に抗体を作らせたり、マクロファージを呼び寄せて病原体との戦いを開始するのである。

山村が、死んだ結核菌をウサギに注射した時も、これと同じことが起きた。結核菌が生きていようと死んでいようとヘルパーT細胞はその姿を記憶しているから、リアクションは敏感で猛烈だ。T細胞は結核菌の出現に気付くと直ちに、マクロファージの大軍を呼び寄せ、それらは結核菌の群れに向かって一斉に襲いかかった。こうしてマクロファージと結核菌は密集し、その過程で再び、マクロファージは融合して巨大な細胞となり肉芽腫ができる――。これが山村を驚かせた「死んだ結核菌でも空洞ができる」メカニズムだった。

腸チフスや肝炎にも免疫の影

実は、結核のほかにも、人を苦しめる症状の少なからぬ部分がアレルギーによる病気はかなり多くある。例えば腸チフス菌の侵入がきっかけで起きる腸チフス。この病気は悪くすると腸穿孔《せんこう》といって腸に孔があいてしまうが、孔をあける犯人はT細胞とマクロファージだ。

ウイルス性肝炎も病状のほとんどが免疫によってもたらされる病気だ。ウイルス性肝炎が起きるきっかけは「A型」「B型」「C型」などと分類されるウイルスの感染だ。

ウイルスが細胞に侵入しても、ひっそり息をひそめている場合はキラーT細胞はこれに気付かない。しかしウイルスが細胞の中で増殖を始め、ウイルス抗原が細胞表面に現れると、キラーT細胞はこれに気付き肝細胞を殺しにかかる。ウイルスを退治するために、ウイルス感染した細胞を丸ごと殺すという荒技をくりだす。これがウイルス性肝炎の正体だ。

ただ肝臓は、人間の臓器の中では珍しく再生能力に富む臓器で、少々、肝細胞が死滅しても、新しい細胞が誕生してくる。例えば日本の少なからぬ医療機関が実施している生体間肝臓移植手術では、臓器提供者の肝臓を二つに分割して、その片方を患者に移植する。すると半分のサイズになった二つの肝臓はそれぞれの体の中でともに元の大きさに戻ってしまう。これほど肝臓の細胞は再生能力が強い。

だから肝炎ウイルスに感染し、多少、肝細胞がキラーT細胞に殺されても、代わりの細胞が誕生するので短期間には症状は悪化しない。だが細胞が殺され、新しい細胞が生まれることを何回も繰り返しているうちに、遺伝子に変異が起こり、細胞ががん化することもある。肝炎ががんに移行しやすいのはC型ウイルスとされている。

また肝炎で警戒が必要なのは、急激に肝不全の症状が現れる劇症肝炎だ。これも犯人はキラーT細胞。A型ウイルスに感染した時に起きやすいとされている。

ツベルクリンもアレルギー

日本人は子供の頃にツベルクリン検査を受ける。ツベルクリン検査で注射するのは死んでしまった結核菌の細胞壁のたんぱく質。赤くはれれば「陽性」、もう結核菌に対する免疫はできているとみなされる。赤くはれなければ「陰性」。結核菌への備えをするために結核菌を弱毒化したBCG（ビーシージー）の予防接種を受けることになる。

鋭い読者はもうお気付きだろう。ツベルクリン反応の陽性はアレルギー反応の一つであることを。山村雄一が行った実験に見るように死菌でもアレルギー反応は起きる。そして体に結核菌への備えがあれば、その証しとしてマクロファージやT細胞が動員され、結核菌への攻撃が始まって皮膚は赤くはれるのだ。

ただしツベルクリン反応は発赤症状が出るまで一、二日かかる。鬼っ子抗体のIgEが主犯の花粉症などのアレルギーでは、外部から異物が侵入すると即座に反応が現れるのとは対照的だ。だから初期の免疫学ではこれらを「即時型アレルギー」「遅延型アレルギー」といって区別した。

反応時間で一線を引くわかりやすい分類の仕方だ。

アレルギーからわかったもう一つの免疫システム

アレルギーが即時型と遅延型に分類されたばかりの時代は、研究者たちは、まだ遅延型アレルギーの原因がＴ細胞とはわかっていない。それどころか、この時代はＴ細胞の存在も判明していない。免疫分野の研究者は、免疫とは抗体の営みのことだと固く信じ、抗体以外に外敵を排除する重要な存在があろうとは思いもしていなかった。

だが、米ロックフェラー大学のメリル・チェイスが学界を騒然とさせる研究成果を公表した。「ツベルクリン反応のような遅延型アレルギーは、血清では生き物から生き物へと移すことができない。しかし、血液の中のリンパ球を移せばアレルギーの移入は可能だ」という実験結果の発表である。一九四五年のことだった。

血液の中の液体成分である血清を使えばアレルギーを他人に移せることを示したのはドイツのプラウスニッツらだった。ところがチェイスはアレルギーの中には血清では他人に移せないものがあり、しかも、それは血清以外のリンパ球で移すことができる、と指摘したのだった。

免疫は諸刃の剣。アレルギーが起きるのは、そこに異物を拒もうとする免疫の営みがあるから

型	メカニズム	代表的な症状
I型	IgE が関わる即時型アレルギー。 早ければ数分後に発症。	花粉症 気管支ぜんそく
II型	特異的な抗体ができ、組織細胞を破壊するアレルギー。時間単位で発症。	自己免疫性溶血性貧血 血小板減少性紫斑病
III型	抗原と抗体の複合物が起こすアレルギー。数時間後に発症。	全身性エリテマトーデス 過激性肺臓炎
IV型	遅延型アレルギー。T細胞が関わり日単位で発症。	結核 ツベルクリン反応

アレルギー反応は現代の免疫学ではI型からIV型まで、全部で4つに分類されている。IgE が関わり早ければ数分後に発症する即時型アレルギーはI型。T細胞が関わり数日後に起きる遅延型アレルギーはIV型。抗原と抗体の複合体にマクロファージと白血球の一種の好中球がからんで数時間後に発症するアレルギーはIII型。免疫が自分の体の組織を異物とみなして抗体を作り攻撃する自己免疫疾患系のアレルギーはII型に分類されている。

4つに分類されるアレルギー反応

だ。血清でアレルギーが他人へと移せたのも、血清の中に抗体が存在したからだ。だからチェイスが指摘したようにリンパ球が関わる新しいアレルギーがあるなら、その背景には、リンパ球が主役となって異物を攻撃する別のシステムが存在することになる。

チェイスの指摘は事実だった。人間の体の中にはリンパ球の一種のTリンパ球（T細胞）が中心となってウイルスと戦うシステムが確かに存在することが後に確認されたからだ。人間の免疫は、抗体とT細胞の二つのエースをそろえた高度で複雑なシステムだったのだ。

現代の免疫学では、抗体が中心となる免疫システムを「液性免疫」と呼び、T細胞が中心となる免疫システムを「細胞性免疫」と呼んでいる。

血液を採取して放置しておくと、上部には液体成分が、下部には赤血球や白血球などの固体成分がたまる。この液体成分の方が血清で抗体はこの中にある。だから抗体が担う免疫は「液性」免疫と名付けられた。Ｔ細胞はリンパ球の一種で、試験管の下部にたまる固体成分（血餅《けっぺい》）の中にある。細胞性免疫はＴ細胞という「細胞」が中心となるから、こう名付けられた。

液性免疫や細胞性免疫という専門的な言葉は難解で煩わしい。それでも、そう遠くない過去にチェイスたち科学者が全身全霊を傾けて免疫の秘密に迫り、重要な二つの概念を確立したのだということを読者はぜひ心の片隅にとどめておいていただきたい。液性免疫と細胞性免疫という概念は、それほど大切な概念なのだ。

コッホ余話

結核を語る時、ドイツのコッホは避けて通れない。結核菌を発見したのはコッホだし、結核についての一連の研究が評価され一九〇五年にはノーベル生理学医学賞も受賞した。また北里やベーリングが師事したのもコッホだった。

ただ近代医学の大家として知られるコッホも、少々、勇み足の発表をしたことがある。それは彼が考案したツベルクリンをめぐる一幕だ。ツベルクリンは、現代では、結核菌に感染し結核への免疫ができているか否かを調べる診断法として知られる。だが彼は、それを結核の治療法になりうる、として社会に公表したと伝えられる。一九一〇年頃のことだ。

結核で多くの人が生命を失っていた時代に医学の大家のこの発表。さぞ、社会は特効薬への期待に沸いたことだろうし、ツベルクリンの限界を悟った時のコッホの内心の動揺もかなりのものだっただろう。「研究は大胆に、しかし研究成果の公表は慎重に」——。こんな教訓が読み取れそうな逸話である。

DNAワクチンへの期待

結核など勢いを増す感染症に世界の科学者たちはどう対応しようとしているのか。彼らは今、従来のワクチンに代わる新型ワクチンの開発に競って取り組む。病原体の遺伝子を利用して免疫の営みを強化する「DNAワクチン」である。

ワクチンとは、病原菌やウイルスの本格的な侵入に備えて、あらかじめ免疫の働きを強化しておくことを狙った薬剤だ。薬剤といっても、その実体は病原体の一部や、毒性を弱めたり殺したりしたもの。事前に人間の体に害にならない病原体（抗原）を送り込み、その病原体に対処できるB細胞やT細胞を作らせておく。こうすれば、次に病原体が侵入した時に、B細胞もT細胞も速やかに病原体を殺すことができる。

人間の免疫には記憶能力があり、外敵の素顔はしっかり覚えている。だから免疫は、病原体が最初に侵入した時にはモタモタしても、再度の侵入の時にはきっちり、素早く対応する。ワクチンとはこうした生体の営みに着目した免疫の事前強化手段。過去、研究者は天然痘やインフルエンザなどのワクチンを開発し少なからぬ人間の生命を救ってきた。

だが感染症の中には、例えばエイズのように従来のタイプのワクチンでは対応できない病気も多い。そこで期待がかかるのが一九九〇年代に開発が始まった新タイプのDNAワクチンだ。

DNAワクチンは、あらかじめ抗原を人間の体内に送り込み、免疫を強化するという点では従来のワクチンと原理は同じだ。ただし送り込むものが違う。体内に注入するのは病原体の遺伝子だ。ウイルスはほとんど遺伝子だけの奇妙な生き物だし、結核菌のような病原菌の細胞の中には病原菌固有の遺伝情報を収めた遺伝子が潜んでいる。

DNAワクチンは、これらの遺伝子を大腸菌の環状DNA（プラスミド）に組み込んで、人間の体に注射器や遺伝子銃で注入する。プラスミドに運ばれて細胞の中に入った病原体の遺伝子は、さらに細胞の核の中へと移動し遺伝暗号が解読される。遺伝子に刻まれた暗号はたんぱく質の設計図なので、細胞は、解読した暗号をもとに病原体の一部であるたんぱく質を作り始める。

これが通常のワクチンで事前に害にならない病原体を体内に送り込むことに相当する。こうして体内では、T細胞やB細胞が病原体の顔を覚え、二度目の本格侵入を待つ態勢を整える。つまり免疫が体にできるわけだ。

世界の有力研究機関はエイズやインフルエンザ、さらに復活した結核に対処するDNAワクチンの研究を始めている。

BCGに代わる結核のDNAワクチンは、結核菌の体内にある遺伝子をプラスミドに組み込んで体内に送り込み、結核菌への抵抗力を事前に体に備えさせる試みだ。BCGの働きは感染予防にとどまり、結核を発病してしまった人の治療には役に立たなかった。一方、DNAワクチンはT細胞を活性化してキラーT細胞を作り出し、キラーT細胞は、感染した細胞ごとウイルスを殺戮する。このため、DNAワクチンは治療に役立つという期待も持たれている。

第4章　T細胞物語

免疫の司令塔、T細胞の働き明らかに

日本で花粉症が発見された一九六〇年代、免疫学の世界では重大な発見が続出した。一つはこれまでに語ったように一九六六年に米デンバーの小児ぜんそく研究所で石坂夫妻がアレルギーを引き起こす抗体、IgEを発見したことだ。

免疫の司令塔と呼ばれるTリンパ球（T細胞）の働きも一九六八年にオーストラリアのジャック・ミラーと米国のヘンリー・クレイマンによって明らかにされた。

T細胞はB細胞とともに、広い意味で白血球の仲間に分類されるリンパ球。体の節々にあるリンパ節で病原菌やウイルスが侵入するのを待ち構えていたり、リンパ腺から毛細血管へとにじみ出て、血液中を漂いながら、病原体と戦っている。病原菌の大きさは数ミクロン（一ミクロンは

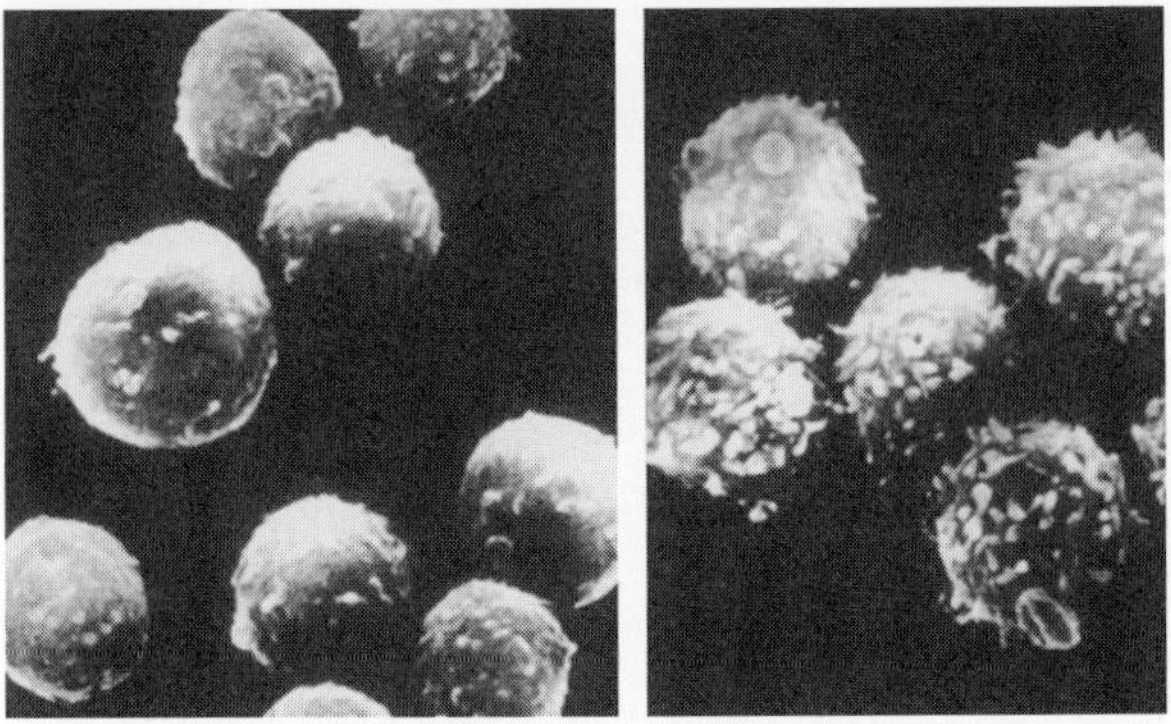

T細胞（左）とB細胞（右）

一〇〇〇分の一ミリ）。ウイルスの大きさは〇・〇二ミクロンから〇・三ミクロン。ウイルスは病原菌よりはるかに小さい敵である。

T細胞とB細胞は視覚的には区別がつかないが、二つの細胞は、見事な役割分担をしている。ヘルパーT細胞がB細胞に指示を出し、外部からの侵入者を攻撃するミサイルともいえる抗体を作らせるのだ。

ただし、いささかわかりにくいのはキラーT細胞だろう。読者は、病原体を攻撃するには「ヘルパーT細胞とB細胞」のペアで十分だと思われないだろうか。それなのになぜ、免疫は、わざわざT細胞を二種類に分け、キラーT細胞を「創った」のだろうか。

それはウイルスに対処するためだ。B細胞が作り出す抗体は、病原体のうち細菌（病原菌）の攻撃には効果的だ。またウイルスが血液の中を流れている時には、抗体はウイルスを攻撃できる。

しかしウイルスが細胞の中に侵入してしまうともはや抗体はウイルスには手を出せない。そこで免疫は手荒い対処法を作り出した。ウイルスに感染した細胞全体を殺してしまうことだ。そうした任を担う細胞が殺戮細胞のキラーT細胞である。

こうして見ると人間の免疫は大別して二種類の防衛システムを持っていることがわかる。一つはB細胞が作り出す抗体が主に病原菌と戦うシステム。もう一つはキラーT細胞が、ウイルスに感染してしまった細胞を狙い撃ちする防衛システムだ。

このように免疫の営みに重要な役割を担っているT細胞もB細胞も、いつ、誰が、どのように発見したかは特定できない。研究の進展により、研究者たちが自然に共有していった知識といってよい。だからT細胞の発見も、B細胞の発見もノーベル賞の対象とはならなかった。免疫学の歴史に残る不思議な空白である。

抗体の陰に情報伝達分子

一九七〇年代、米ジョンズ・ホプキンス大学。石坂は、彼が発見したIgEなどの一連の抗体をどのようにしてB細胞が作り出すのか、懸命に思案をめぐらし実験に取り組んでいた。筆者の岸本も石坂とともに実験に取り組んだ一人だった。

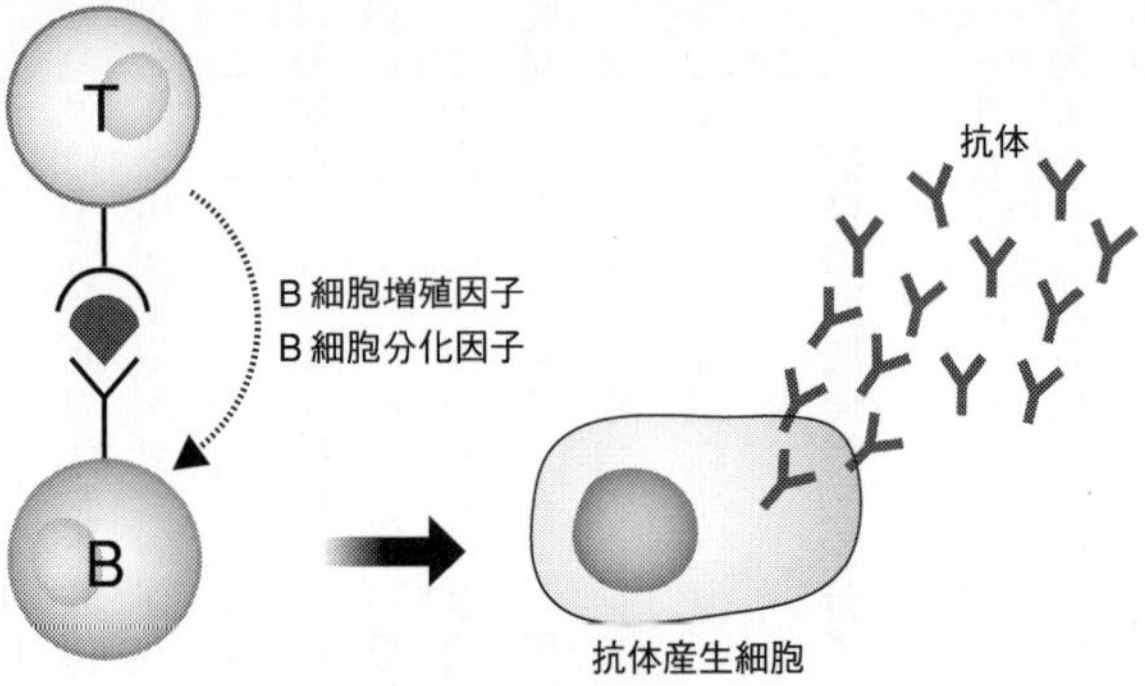

B細胞が抗体を作るには必ずT細胞が必要だった

岸本はブタクサの花粉を体内に注入したウサギからT細胞を採取して、その培養液を試験管の中でB細胞に与えてみた。するとB細胞はIgEを作り出した。花粉ではなく結核菌を用いた場合はどうか。今度はT細胞の培養液を与えられたB細胞はIgGという抗体を作り出した。

その結果わかったのは「B細胞に抗体を作らせるには必ず、T細胞が必要である」という事実だった。抗体を作り出すのがB細胞であることは間違いない。しかしB細胞は単独では抗体を作り出せない。そばにT細胞が存在し、T細胞の助けがない限り、B細胞は抗体を作り出せないことを実験結果は示していた。

「いったい、これは何を意味しているのだろうか」。石坂たちは、必死に知恵を絞り、こんな仮説を考えた。ヘルパーT細胞はB細胞に向かって「こうしなさい」と命令する情報伝達分子を放出しているのではないか。しかも、その情報伝達分子は抗体の種類まで指示しているの

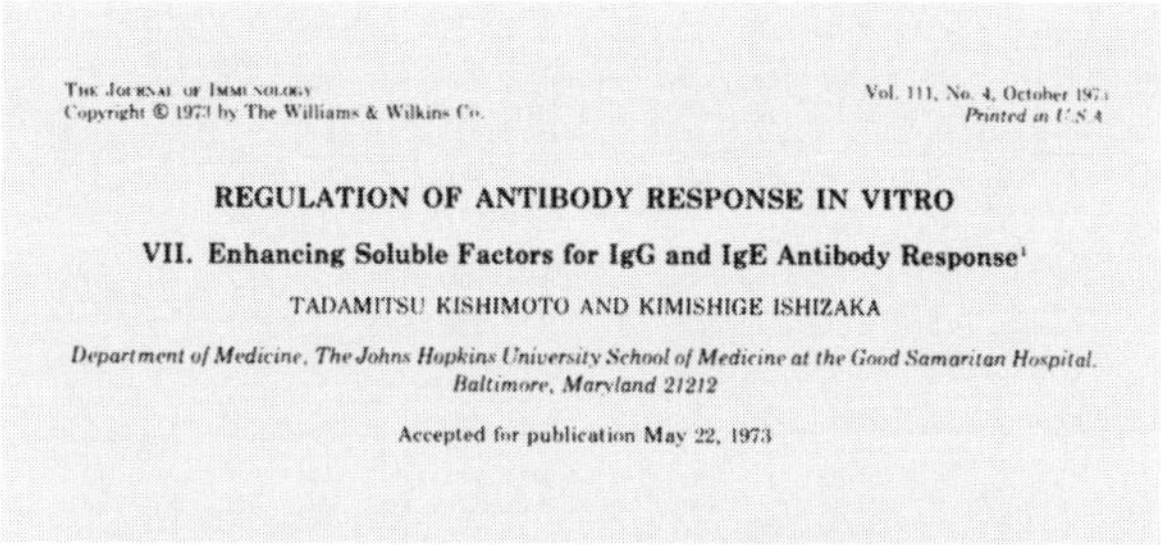
The Journal of Immunology
Copyright © 1973 by The Williams & Wilkins Co.
Vol. 111, No. 4, October 1973
Printed in U.S.A.

REGULATION OF ANTIBODY RESPONSE IN VITRO

VII. Enhancing Soluble Factors for IgG and IgE Antibody Response[1]

TADAMITSU KISHIMOTO AND KIMISHIGE ISHIZAKA

Department of Medicine, The Johns Hopkins University School of Medicine at the Good Samaritan Hospital, Baltimore, Maryland 21212

Accepted for publication May 22, 1973

岸本と石坂が1973年に米免疫学会誌に発表した論文

ではないか——と。

問題の分子は、T細胞をシャーレで培養した上澄み液の中から見つかった。T細胞が作るその分子は、推理した通り、抗体を作り出すためB細胞を増殖させたり、分化させたりする指令を出しているように見えた。岸本と石坂は一九七三年、連名で米免疫学会誌に論文を発表した。「B細胞の増殖・分化を促す分子をT細胞が出している」ことを示唆した論文である。彼らはこれを「ヘルパー・ファクター」と呼んだ。

情報伝達分子、続々と登場

ただ後になって彼らは、予想を大きく超える世界が広がっていたことに驚愕する。彼らは論文を書いた当時、ヘルパーT細胞がB細胞に向けて放出する情報伝達分子は一つだと予想していた。

だが八〇年代に入るとヘルパーT細胞は二つの分子を出していることが判明する。「B細胞増殖因子」と「B細胞分化因子」だ。

それだけにとどまらない。情報伝達分子は必ずしもヘルパーT細胞だけが放出するものではなく、その後、それ以外の免疫細胞からも情報伝達分子が続々と見つかっていった。免疫細胞は極微量のたんぱく質でできた情報伝達分子を出し合い、受け合って、互いに緊密に連携を取り、情報ネットワークを構築し、外部から侵入してきた難敵と戦っていた。一つの国家にたとえるなら国家防衛のための情報網を備えているともいえるだろう。

ここで情報伝達分子のいくつかを名前だけでも紹介しておこう。

例えば「ガンマ（γ）インターフェロン」。インターフェロンは一時、抗がん剤の有力候補と騒がれたので知っている人も多いだろう。あるいは「インターロイキン」。このうちアレルギーと深い関係のある「インターロイキン4」は米国立衛生研究所のウィリアム・ポールらが発見し、京都大学の本庶佑《ほんじよたすく》らが遺伝子を分離し配列を突き止めた。「インターロイキン6」は阪大の岸本と平野俊夫が発見した。「TNF（腫瘍壊死《しゆようえし》因子）」や「G–CSF（顆粒球コロニー刺激因子）」という情報伝達分子もある。

情報伝達分子の相次ぐ発見はさまざまな混乱も生じさせた。名称の乱立だ。例えば「リンパ球が作る生理活性物質」という意味を持つ「リンフォカイン」。あるいはマクロファージ（大食細胞）という免疫細胞が放出する点に着目して命名された「モノカイン」という呼称もあった。

名前の多様さは多くの情報伝達分子が短期間に発見され、あわただしく熱気を帯びた状況の反映である。現在、情報伝達分子を表す名前として定着しているのは「サイトカイン」。この言葉は「細胞を活性化する分子」という意味合いを持っている。

ちなみにこのような歴史を持ったサイトカイン（情報伝達分子）の中で最大勢力といえるのはインターロイキンで、「1」から始まったこの分子は今、「33」にいたるほど新顔が続々と見つかっている。インターロイキンには「白血球と白血球の間をつなぐ」という意味がある。インターロイキンを放出したり、それを受け取るT細胞やB細胞はリンパ球に属し、そのリンパ球は広い意味で白血球（リューコサイト）に分類されるため、インターリュイキンあるいはインターロイキンと呼ばれるようになった。

- ガンマ（γ）インターフェロン
- インターロイキン4
- インターロイキン6
- TNF（腫瘍壊死因子）
- G-CSF（顆粒球コロニー刺激因子）

代表的な情報伝達分子（サイトカイン）

ホルモンもサイトカイン？

サイトカインは当初、免疫細胞で多く発見されたため、免疫の情報伝達分子とみなされていた。しかし、その後、この種の情報伝達分子は、免疫系だけでなく脳神経系など体のさまざまな場所でも発見された。そのため現代では、サイトカインは次第に拡大して解釈されるようになり、体内の細胞が放出する情報伝達分子の総称を示す概念と理解されるようになった。

実は私たちは、こんな難しそうな名前の情報伝達分子でなく、もっと慣れ親しんだ情報伝達分子を知っている。思春期に男の子を男性らしく、女の子を女性らしくする性ホルモンだ。こうした一連のホルモンは人間の体の内分泌系という組織で作られている。

ホルモンとサイトカインの違いは、このようにホルモンが内分泌系と密接に結びついていることと、それとサイトカインが極小な領域にしかないのに対し、ホルモンは血液に乗って体内を広く運ばれることだ。またホルモンはサイトカインよりはるかに量が多い。ホルモンの濃度はサイトカインの百倍から千倍もある。

逆にいえばサイトカインは体内に極微量しか存在しない。だからこそサイトカインの発見は困難を極めた。サイトカインの発見はホルモンのおよそ二十年後のことだった。ただし既に述べたように、次第にサイトカインとホルモンの境界線はあいまいとなりつつある。いずれサイトカインがホルモンの概念を飲み込んでしまう時代がくるかもしれない。

花粉症の元凶はヘルパー2T細胞

情報伝達分子の発見は、私たちを悩ます花粉症がどうして起きるのか、そのメカニズムの解明にも大いに役立った。

第2章の《花粉症はどうして起きる》で述べたように、花粉症は、肥満細胞にくっついた鬼っ子抗体IgEに花粉が結びついた衝撃で、肥満細胞の中に詰まっていた刺激粒が外部に放出されて起きる。だが、この反応は誰にでも起きるわけではない。日本人の約一〇%は、花粉が体内に入ると花粉症に苦しむが残りの約九〇%は平気だ。こうした個人差はどこで起きているのだろうか。

答えは免疫の司令塔といわれるヘルパーT細胞にあった。ヘルパーT細胞は病原菌などの外敵が体内に侵入すると、その異変を捉え、B細胞に外敵と戦う抗体を生産するよう指令を出す。そして一九八〇年代末に判明したことは、ヘルパーT細胞には実は二種類の細胞——「ヘルパー1T細胞」と「ヘルパー2T細胞」——があり、このうちヘルパー2T細胞の勢力が強い人に限って、花粉症を引き起こすIgEが生じやすい、という驚きの事実だった。

花粉症が起きるメカニズムを簡単に振り返ってみよう。まず杉の花粉が飛ぶ。小さな花粉の粒

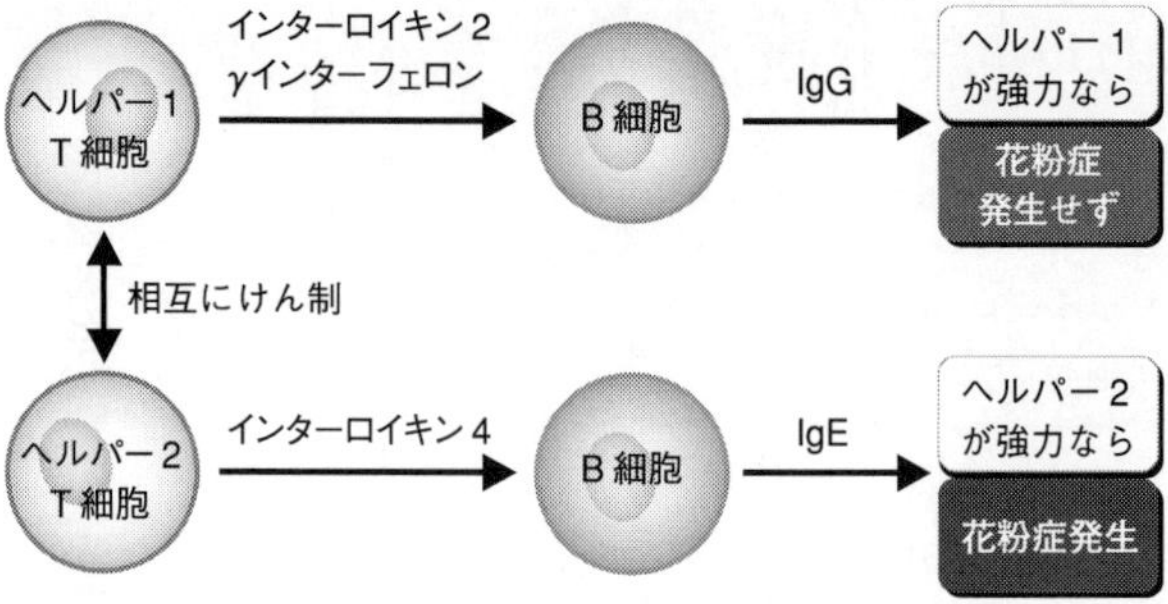

ヘルパー2 T細胞が花粉症の元凶

子が鼻の中に入り込む。すると花粉を外敵と認識した免疫は、迎撃部隊の抗体、IgEを出動させる。

この時、花粉が排除すべき異物かどうかを判断し、B細胞にIgEを生産し放出させるか否かを最終的に判断するのはヘルパーT細胞だ。そしてもし「ヘルパー1」の方が体内で優勢なら、T細胞はB細胞にIgEを作らせない。だから花粉症は起きない。

しかし「ヘルパー2」の方が優勢なら、T細胞は、B細胞にIgEを作れと指示を出し、ついに破局が始まる。花粉症の実行犯は鬼っ子抗体のIgE。しかし裏で糸を引く本当の元凶はヘルパー2T細胞だったのだ。

ヘルパー2T細胞は、実際にどのような情報伝達分子を出しているのだろうか。花粉症と密接に関わっているのはインターロイキン4（IL4）という情報伝達分子だ。花粉を異物と認識したT細胞が放出したIL4がB細胞に届くと、B細胞は問題のIgEの生産を開始する。IL4はB細胞にIgE

の生産を命じる情報伝達分子。IL4は悪のメッセンジャーといえようか。これ以外に、ヘルパー2T細胞は、IL5、IL6、IL10などの情報伝達分子を放出することがわかっている。

一方、ヘルパー1T細胞も花粉と反応はする。しかし、この際、B細胞に向け放出するのは主にインターロイキン2（IL2）とγインターフェロンという情報伝達分子だ。するとB細胞は、IgEではなくIgGという抗体を作り出す。IgGは外部から侵入した病原体と戦う抗体で、花粉症とは何の関わりもない。これがヘルパー1が優勢なら、花粉症が起きない理由だ。B細胞はT細胞から届けられる情報に応じて作る抗体の種類を変えることが、おわかりいただけるだろうか。

ヘルパー1T細胞とヘルパー2T細胞は、ともに未熟なT細胞が成長して誕生する。未熟な「子供」から「大人」へと成長する時に、ヘルパー1となるのかヘルパー2となるのか運命が決まる。その際に関与するのも情報伝達分子だ。ヘルパー1T細胞が放出するγインターフェロンは、未熟なT細胞がヘルパー2に分化するのを妨げていることもわかってきた。

このようにヘルパー1T細胞とヘルパー2T細胞は互いにけん制したり、抑制したりして微妙なバランスを保っている。だが、十人に一人ほどの体の中では、不幸にもバランスが崩れ、悪者のヘルパー2T細胞が強力な支配者となり、花粉症が起きる素地ができてしまう。ヘルパー1とヘルパー2のどちらが強いかは両親から引き継いだ遺伝的体質にも左右されることが知られている。

マクロファージが握る花粉症の秘密

ここでもう一段、踏み込んだ研究成果を紹介しておこう。花粉症にかかりやすい人の体の中では、ヘルパー1T細胞とヘルパー2T細胞のバランスが崩れ、悪者のIgEを作り出すヘルパー2T細胞が優位に立っていた。そのヘルパー2が優位に立つ仕組みがわかってきたのだ。かぎを握っていたのは免疫の偵察部隊といわれるマクロファージだった。アメーバの姿にも似たマクロファージは大食細胞という名前が示す通り、人体に侵入した病原菌などの外敵に食らいつきバラバラに分解してしまう細胞で、営みは極めて原始的だ。「掃除屋」や「大食漢」という別称もあるほど。フランスのパスツール研究所でパスツールに師事したE・メチニコフが十九世紀に発見した細胞だ。

メチニコフは発見当時、このマクロファージが人間を外敵から守る免疫の本体だと思った、という。その考えは大筋では当たっていた。マクロファージはただ敵を分解するだけでなく、分解した敵の断片を、免疫系の司令塔であるヘルパーT細胞に「見せる」ふるまいをしていたことが後に判明したからだ。

これは、免疫の世界では「抗原提示」という極めて重要な働きで、T細胞はマクロファージがくわえた断片を「見て」、敵とどう戦うか作戦をたてる。それだけではない。マクロファージは情報伝達分子をT細胞に向けて放出することもわかった。

外部から侵入した異物に食らいついてバラバラに分解し、さらに、その破片をT細胞に提示する。こうした営みをするマクロファージの中で、特に抗原提示の働きが著しく強い細胞が発見されている。免疫学の世界では、この細胞のことを「樹状細胞」と呼ぶことがある。そして花粉症に関わっていたのも抗原提示の働きが強い「樹状細胞」であった。

では、花粉症と樹状細胞に関連して何がわかったのか。実は、ヘルパーT細胞にヘルパー1T細胞とヘルパー2T細胞という二種類の細胞があったように、樹状細胞にも二つの種類があることがわかりつつある。専門家たちが「樹状細胞1」と「樹状細胞2」と呼ぶ細胞である。

花粉が鼻の孔に侵入したとしよう。それに襲いかかるのは「樹状細胞2」だ。そしてこの細胞は、花粉をバラバラにするとともに、インターロイキン4（IL4）という情報伝達分子を未熟なT細胞に放出しヘルパー2T細胞に成長させていた。悪者のヘルパー2T細胞が体内で増加した人が花粉症に傾きやすいのは、これまで語ってきた通りだ。

IL4はここまでに述べたように、ヘルパー2T細胞がB細胞に向けて放出し、B細胞に問題のIgEの生産を促す情報伝達分子だ。だがIL4は、それだけにとどまらず、元凶のヘルパー2

T細胞そのものを作る局面にも関わっていたのだった。

一方、通常の病原体――病原菌やウイルス――が侵入した場合に襲いかかるのは「樹状細胞1」の方だ。そして、この細胞はＩＬ12という情報伝達分子を未分化のT細胞に放出し、ヘルパー1T細胞への変身を促す。

だから結論はこうなる。「樹状細胞2が樹状細胞1より強力な人は花粉症にかかりやすい」。

いかがだろうか。花粉症などのアレルギーが起こるメカニズムは、これでもう一段、深く掘り下げられた。だが、それでも謎やある種のむなしさはなお残る。なぜ樹状細胞2と呼ばれる細胞が現代の日本人の体で勢いを増したのか、その理由がわかっていないからだ。どうして花粉症が現代の日本で拡大していったのか、最初の謎は解けぬまま。謎解きの堂々巡りはいつまで続くのだろうか。

ＤＮＡワクチンの意外な効果

前章で語ったＤＮＡワクチンにはアレルギーを抑制する点で、意外な効果が見つかっている。病原体の遺伝子を体内に運ぶ際に使う環状ＤＮＡに、人間の免疫を強める働きがあることがわかってきたのだ。本来、遺伝子の運び役に過ぎないとみなされた環状ＤＮＡに、こんな効用があったとは不思議である。

DNAには、四つの文字（塩基）で遺伝情報が書き込まれている。「A（アデニン）」「T（チミン）」「G（グアニン）」「C（シトシン）」だ。これらの塩基はいろんな配列の仕方をするが環状DNAには「C」と「G」がつながった「CG配列」が人間より際だって多い。そして、この部分はなぜか人間の免疫の働きを高めることが多いため「免疫活性化配列」と呼ばれるようになった。

ただしCG配列は遺伝暗号として働いているわけではない。詳しいメカニズムも判明した。CG配列は免疫の偵察部隊、マクロファージに直接働きかけインターロイキン12（IL12）という情報伝達分子を作らせ、放出させるのだ。最近の研究ではマクロファージに「CG配列」と結びつく「TLR9」という受容体があることが判明している。

すると面白いことが起きる。つい先ほどの《花粉症の元凶はヘルパー2T細胞》で語ったように、人の体内では二種類のヘルパーT細胞——ヘルパー1T細胞とヘルパー2T細胞——が牽制し合っているのだが、そこにIL12が加わると双方のバランスが微妙に変化し、ヘルパー1の勢力が強まっていく。これは、未分化の段階のT細胞が、IL12の刺激を受けることによってヘルパー1へと成熟していくためだ。

ヘルパー1T細胞はヘルパー2T細胞と違ってアレルギーを起こさない善玉の細胞だ。γインターフェロンという情報伝達分子をB細胞に向け放出し、B細胞にIgGといった外敵と戦う本来の抗体を作らせる。またγインターフェロンは未成熟なT細胞を、殺戮細胞のキラーT細胞に成熟させる働きもある。キラーT細胞やIgGはウイルスや病原菌と戦ってくれる頼もしい存在だ。こうして免疫の営みは強まる、と研究者たちは推測している。

花粉症の抑制にも期待

CG配列は花粉症の抑制にも期待がかかる。善玉のヘルパー1T細胞の勢いが増せば、その分、アレルギーを起こす悪玉のヘルパー2T細胞の勢力は弱まるからだ。しかもヘルパー1が出すγインターフェロンは、未分化のT細胞がヘルパー2に成熟するのを妨げる働きもあるから、効果は増幅される。DNAワクチンが、花粉症に悩む人たちに福音をもたらす日は意外と近いかもしれない。

それにしても不思議なのはCG配列の効用だ。遺伝子としての働きがない単純な塩基の配列になぜ生き物の体は敏感に反応するのだろうか。

CG配列を持つ細菌は太古の昔も現代も人間と敵対関係にある。だから、長い歴史の中で人間の体には、CG配列を発見すると、これを外敵とみなして免疫が活発に動き出す仕組みが備わっていったと考えられる。

第5章　移植物語

阪大で心臓移植

一九九九年二月二十八日。日曜日。その知らせが当時、大阪大学の学長だった筆者の岸本に届いたのは夜の八時半を過ぎた頃だっただろうか。「心臓が動き出しました」。待ちに待った電話の知らせは、臓器移植法施行後、阪大医学部付属病院（大阪府吹田市）で初めて行われた心臓移植手術がヤマ場を越えたことを伝える病院長の岡田正（当時）からの報告だった。患者の胸に植えた新しい心臓が、元気に鼓動を始めたことを伝える岡田の声にも心なしか安堵感がにじんでいた。

心臓は不思議なエネルギーに満ちたたくましい臓器だ。移植手術の基本的な作業といえば、古い心臓を切り離して、その代わりの新しい心臓と周囲の血管をつなぎ合わせるだけ。もちろん心臓と血管系の縫合には精緻な術技と細心の注意が必要だが、つなぎ合わせが終われば後は血液を流し込むだけで心臓は拍動を再開する。だから心臓の移植そのものは意外なほど簡単に終わる。通常、その時間は、ほんの一、二時間である。

ただ連絡を待つ身には一抹の不安があった。手術が短時間で終わることは理解している。血液が心臓の中に流入すれば、心臓が鼓動を再開することも理屈の上では十分に承知している。だが心臓の移植手術は阪大にとって初めての体験だ。頭の中では不安要素はないとわかっていても、それでもなお、鼓動が再開したという報告を自分の耳で聞くまでは不安は尽きない。その心配をきれいに吹き飛ばしてくれたのが移植チームからの電話だった。

その日、阪大で移植手術が始まったのは夜の七時過ぎ。松田暉《ひかる》が率いた移植チームの手術は、周囲の心配をよそに順調に進行。開始から一時間半後には、新しい心臓と血管のつなぎ合わせを終え、心臓の鼓動を確認した。ヤマ場を越えた彼らは、胸部の縫合など事後の処置を慎重にこなし、深夜には日本中の関心を集めた移植手術の全てが無事終了した。

拒絶反応と感染症防止の綱渡り

だが心臓移植はこれで最初のヤマ場を越えたに過ぎない。というのは心臓を移植した四十代の

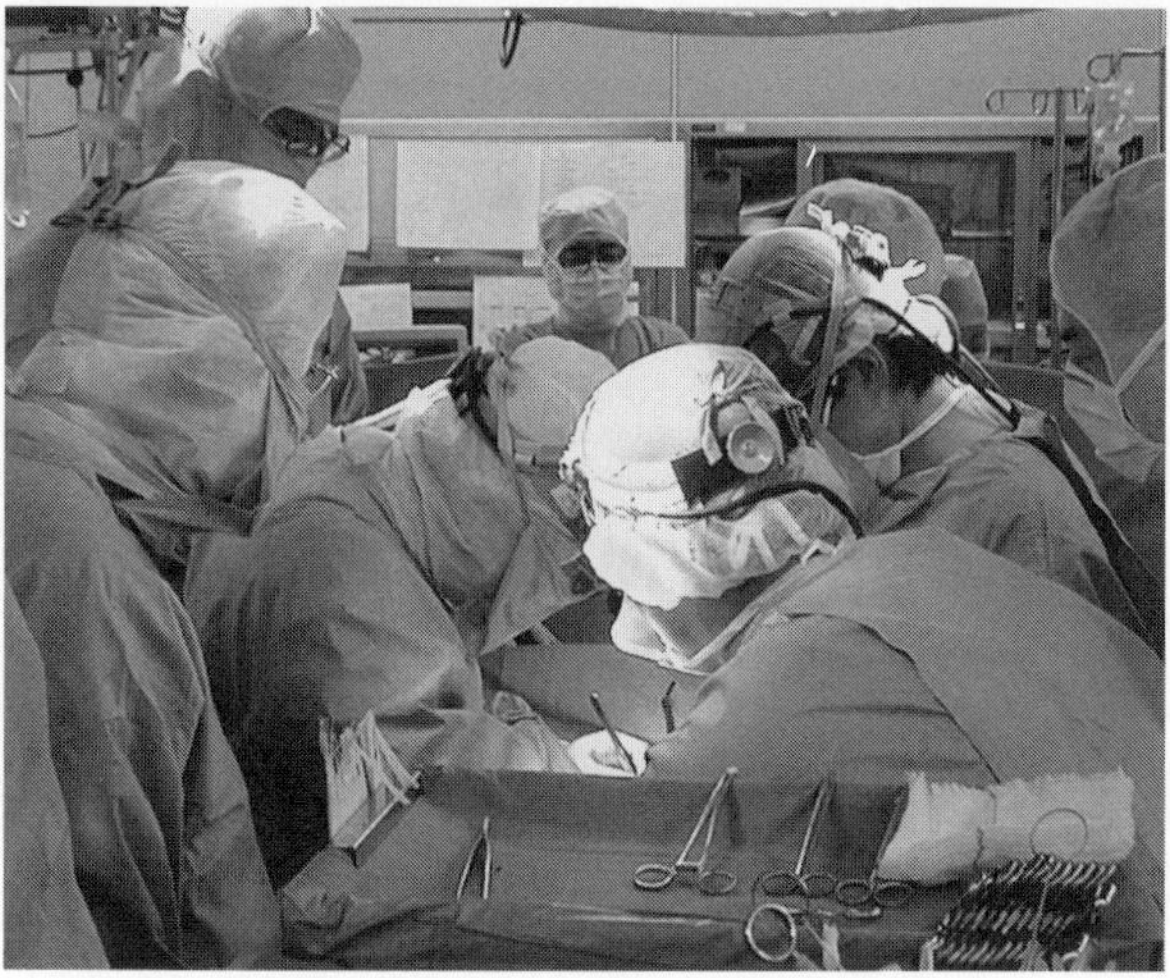

心臓の移植手術をする阪大の医師団

男性患者の体の中では、まもなく確実にある戦いが始まるからだ。患者の体に備わった免疫が、移植された心臓を「自分のものではない」「よそものだ」と拒み攻撃する拒絶反応である。

この拒絶反応とは医学的には「急性拒絶反応」と呼ばれる。急性とはいっても実は、人間の免疫機構にはやや鷹揚な面があり、移植された臓器を攻撃する態勢を整えるには多少の時間がかかる。その期間はおおむね一週間。小康の時期が過ぎれば、急性拒絶反応は間違いなく患者の体で起き、三ヵ月は続く。

ただ幸いにも現代社会は、移植された臓器を攻撃する免疫の働きを弱め抑制する医薬を開発している。免疫抑制剤だ。この医薬を使えば拒絶反応から移植臓器を守れることは、過去、海外で行われた移植手術で確かめられている。

だが免疫抑制剤を使い過ぎると、今度は逆に患者の体に危険が及ぶ。免疫が弱くなり患者が病気にかかりやすくなるからだ。特に心配なのは肺炎だ。免疫の働きが落ちると、それまで体の中で動きを封じられていた病原体――特にサイトメガロウイルス――が暗躍を始めるのだ。

拒絶反応から臓器を守るために免疫抑制剤を使いながら、感染症の危険から患者を守るために免疫の低下も防ぐという医療行為はいわば綱渡り。免疫抑制剤の使用には右にも傾かないし左にも傾かないような微妙なさじかげんが必要だ。阪大の医師団は、男性患者の生命を守り通し、患者は無事、退院の日を迎えることができるだろうか。電話を終えた後、岸本が抱いた次の不安だった。

手術からほぼ一週間が過ぎた三月八日夜。阪大の医師団は予期した通り、患者の心臓で拒絶反応が起きていることを確認した。心臓の組織にわずかながら壊死が起きていたのだ。拒絶反応の程度は「グレード2」。「0」から「4」まで五段階に区分される拒絶反応では中間にあたる。医師団は記者会見で「拒絶反応は順調といえる範囲内。安堵している」と説明したが、彼らの表情から緊張感は消えなかった。

「他」を拒む免疫

心臓移植を受けた患者の体の中では何が起きていたのだろう。人間の免疫はどのようにして、移植された心臓を「自分ではない」「よそものだ」と判断し、攻撃を始めたのだろうか。人間の体は誰でもほとんど同じ成分でできている。臓器を形作るたんぱく質などの成分が人により際だって異なることはない。心臓や肝臓の成分にも個人差はほとんどない。それなのに、なぜ免疫は他人の臓器を拒むのだろうか。

現代免疫学の説明はこうだ。人間の細胞の表面にはある種の「旗印」がついている。これは専門用語で「組織適合抗原（HLA）」や「移植抗原」、あるいは「ヒト白血球抗原」と呼ばれる自己標識分子。心臓や肝臓、腎臓、皮膚などの臓器や組織の表面にはほぼ例外なくHLAという分子が存在している。

ドナー（臓器提供者）から提供された臓器がレシピエント（臓器移植患者）に移植されたとしよう。すると体の中では、免疫の偵察部隊、マクロファージが臓器の表面についているHLAを見つけ、ヘルパーT細胞に通報する。

ヘルパーT細胞は、それが「自分の旗印ではない」と判断すると、インターロイキン2（IL

2）という情報伝達分子を放出して、殺戮部隊のキラーT細胞を呼び寄せ、「他人」のHLAを持った移植臓器を攻撃させる。これが臓器移植の際に起きる拒絶反応の大まかなメカニズム。キラーT細胞の攻撃を受けた臓器は異様にふくれ上がり組織は死へと至る。

HLAが幸運にも一致するケースがないわけではない。両親から受け継いだ遺伝子が全く同じ一卵性双生児の間で臓器移植を行う場合だ。だが他人同士では、旗印が一致することはほとんどない。だから臓器移植では拒絶反応が頻繁に起きる。

このように移植された臓器を拒む免疫の営みは、外部から病原体が生体に侵入した時に免疫が起こす行動と原理は全く同じだ。移植された臓器の表面にある旗印は、免疫の目には外部から現れた異物（抗原）に映る。だからこそ現代免疫学は、この旗印を「組織適合抗原」と命名した。

六〇年代の挑戦と失敗

文明社会が人体の臓器移植に初めて「成功」したのは一九五四年のこと。米国のマレーらが一卵性双生児の間で、腎臓移植を試み、腎不全に苦しんでいた患者を八年間生存させた。

拒絶反応を抑制する医薬も米国のウエルカム研究所のG・H・ヒッチングズらによって一九五〇年代後半に開発された。「アザチオプリン」と呼ばれる免疫抑制剤だ。

こうして医師たちは免疫抑制剤を頼りに臓器移植に挑み始めた。マレーは世界で初めてアザチオプリンを使って腎臓移植を実施。一九六三年には肺移植と肝臓移植が行われ、一九六六年には膵臓《すいぞう》移植が実施された。そして一九六七年には南アフリカのバーナードが心臓移植手術を実施。それがきっかけとなり翌年には世界で約百例の心臓移植が実施された。

その中には日本最初の心臓移植手術となった札幌医大の「和田移植」も含まれる。だが移植手術は期待通りの結果とは言い難いものだった。移植手術の成功率は三割程度にとどまり、一九六〇年代末には多くの外科医たちは移植手術の実施を見合わせるようになった。移植医療に閉塞感が漂った時代だったといえるだろう。

(註・一九六八年、札幌医大の和田寿郎教授は日本初の心臓移植手術を実施し、患者は八十三日後に死亡した。その後、臓器提供者の脳死判定をめぐる疑惑が浮上、札幌地検は捜査の後、不起訴の処分をした。だが和田移植が招いた医療不信は大きく、日本の脳死移植は長らく凍結された。)

シクロスポリンが閉塞打開

だが閉塞状況を打開する物質をスイスの医薬品企業、サンド(現ノバルティス・ファーマ)のチームが一九七〇年代に発見する。北欧のノルウェーの土壌に生息するカビが作っていたシクロスポリンという物質だ。サンドの研究者のジャン・ボレルが調べたところ、シクロスポリンには驚くべき働きがあることが判明した。

それまでの免疫抑制剤が、免疫全体の働きを抑制していたのに対し、新物質は移植臓器を攻撃する細胞だけに絞って働きを抑えることができた。だからシクロスポリンを移植患者に多く与えても、患者の免疫の営みはそれほど低下せず患者は感染症にかかりにくくなった。免疫抑制剤を使いながら、感染症の危険から患者を守る展望が開けたのだ。

後に正確に判明したシクロスポリンの効用はこうだった。少し手前の《「他」を拒む免疫》で説明したように、移植された臓器を攻撃するキラーT細胞は、免疫の司令塔、ヘルパーT細胞が放出するＩＬ2という情報伝達分子によって召集される。ところがシクロスポリンはヘルパーT細胞がこのＩＬ2分子を作るのに欠かせない「カルシニューリン」という特殊な酵素の活動を抑制する働きがあった。

だから、たとえヘルパーT細胞が偵察部隊であるマクロファージの通報で移植臓器に気が付いたとしても、ヘルパーT細胞はキラーT細胞に召集はかけられない。これが新物質の働きだった。

シクロスポリンの商品化に伴い、一九八〇年代には再び世界中で臓器移植が盛んに行われるようになった。手術の成功率もかつての三〇％から飛躍的に向上した。サンドの業容は急拡大、巨大企業に成長した。

シクロスポリンは、それまで免疫抑制に使われてきたアザチオプリンやステロイドと比べ、副作用が少ない長所もあった。ステロイドは移植後の患者に糖尿病やムーンフェイス（満月様顔貌）、白内障などの症状を引き起こすことがある。アザチオプリンは肝臓に障害をもたらす可能性がある。だがシクロスポリンの場合は腎臓障害だけにとどまった。

現在の臓器移植では、シクロスポリンを中心にアザチオプリンやステロイドなど併せて三種程度の免疫抑制剤を組み合わせて使う多剤併用療法が主流だ。こうすることによってシクロスポリンがもたらす腎臓障害もより軽度にとどめることができる。心臓移植を実施した阪大の医師団も多剤併用療法で、患者の治療（術後管理）を進めていった。

患者回復、緊張の局面も

集中治療室から一般病棟へ。家族とも面会し心臓の鼓動にリズムをつけるために装着していたペースメーカーも外す。リハビリの一環として歩行訓練も始める。拒絶反応のグレードも低下する。心臓移植を受けた患者の容体は、医師団の手厚い治療に応えるかのように手術からしばらくの間、順調に回復の道を歩んだ。

心臓移植手術にあたった移植チームはある意味では恵まれた環境にあった。世界では毎年、数千に及ぶ移植手術が行われており、免疫抑制剤をどんなタイミングで、どれだけ投与するか、お手本となる事例が十分、把握できていたからだ。

だが彼らを少々、驚かせる事態が起きた。手術から一週間後、患者の心臓には軽い拒絶反応が起きた。そこで彼らは、拒絶反応を抑制するため免疫抑制剤の量を増やしてみた。ところが、それがやや多かったせいなのだろうか、三月中旬、患者の血液の中の白血球の数が極端に減少し始めたのだ。白血球は通常、一立方ミリメートルの中に五千～八千個あるといわれる。だが患者の白血球は一時期、同五百五十個まで減った。通常の十分の一以下の水準である。

白血球にはTリンパ球（T細胞）やBリンパ球（B細胞）、マクロファージ、さらに顆粒球とさまざまな仲間がいる。これらはいずれも免疫の営みに欠かせない重要な細胞で、もし、その数が少なくなれば、人間は重篤な病気にかかりやすくなる。

阪大の医師団は、患者を細菌やウイルスなどの感染から守るために、上半身をテント状の特殊なシートで覆う措置を取るとともに、血液中の白血球の数を増やす薬を投与し、苦境を切り抜けた。

その後、移植患者の容体は着実に回復していった。三月末には医師団は「患者さんは四月中旬には退院できるかもしれない」との見通しを口にし始めた。だが波乱が直後に起きた。四月十五日、血液検査をしたところ感染症の兆候が発見された。犯人は肺炎を引き起こす可能性のあるサイトメガロウイルス。もともと患者の体内の細胞に感染していたウイルスが、免疫の営みが低下したすきをぬって、活動を始めていたのだった。

シクロスポリンの投与で活動が鈍ったヘルパーT細胞はＩＬ２だけでなく、γインターフェロンという情報伝達分子も放出しなくなる。γインターフェロンは病原体と戦う免疫の働きを支える情報伝達分子だ。だからγインターフェロンの放出が少なくなるとウイルスが体内でうごめき始める。

医師団は直ちに、ウイルスの活動を抑え込む薬を投与、退院は一ヵ月先に延期された。患者には残念な結果となった。だが、肺炎の恐れがあることを知らずに退院するよりはるかに安全な選択である。

移植手術から二ヵ月半たった一九九九年五月十四日、男性患者は晴れて退院の日を迎えた。直前の検査では拒絶反応は見られず、ウイルスによる感染症の兆候も消えた。

翌日、記者会見した阪大病院長の岡田は「患者さんの退院で、今回の移植は一応、成功した」と語った。移植チームを率いた松田は「(移植医にとって)この二ヵ月半は非常に長かった」と退院までの日々を回顧した。

ある時期には死と対峙さえした患者をその淵から救出し、病院から送り出すことは医師にとっ

白血球とは……

白血球とは血液中にある無色の血球のことだ。赤血球とともに血液の主要成分となる。ヘモグロビンを持つ赤血球が赤く見えるのに対し、ヘモグロビンを持たない白血球は集まると白く見えるのでこう呼ばれる。

白血球は大別するとリンパ球とマクロファージ、顆粒球の3種があり、それぞれ異なる役割を果たしている。

リンパ球にはBリンパ球（B細胞）とTリンパ球（T細胞）の2つがある。マクロファージは大食細胞や単球と呼ばれることもある。顆粒球には好中球、好酸球、好塩基球の3つの細胞がある。

またリンパ球を白血球から分離・独立させた概念として使うこともある。この場合、白血球はマクロファージと顆粒球などを指す概念となる。

血液細胞を分類すると……

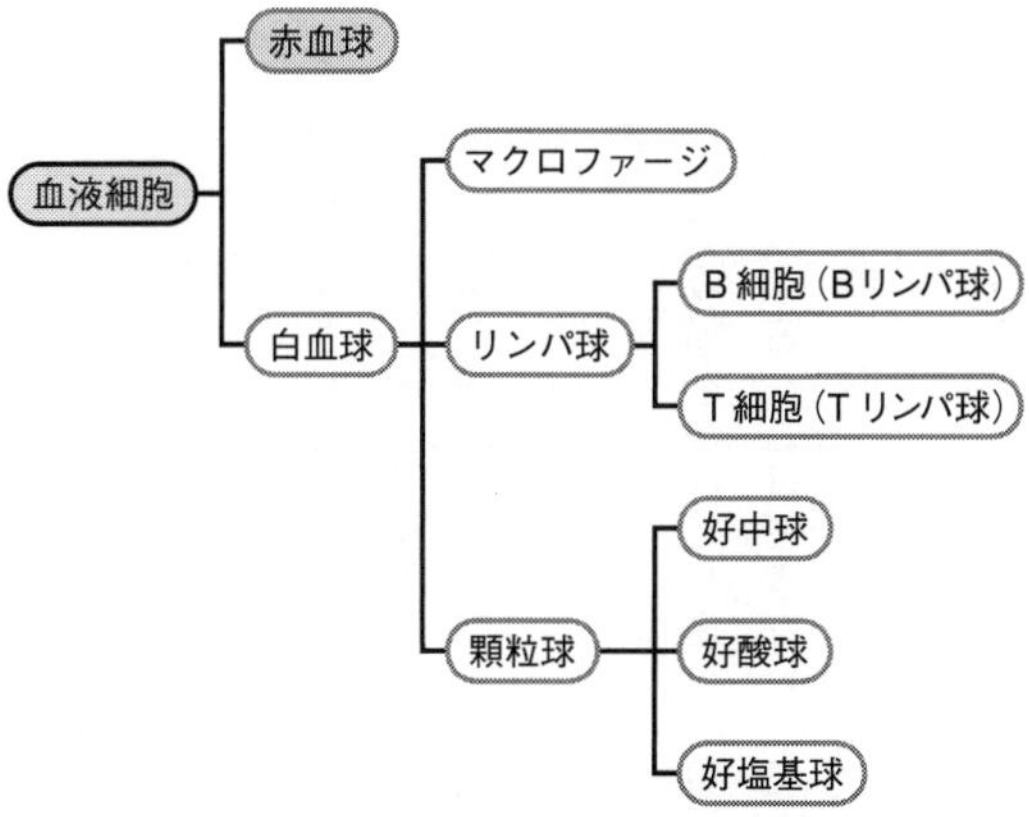

て喜びであり誇りでもある、と彼らの表情は雄弁に語っていた。

免疫は移植を想定していない

ここまで読み進まれた読者は、そろそろ素朴だが重大な疑問を持たれているに違いない。免疫とは、せんじつめれば自らの生命を守るために、生き物が体の中で発達させた仕組みだ。そうであるにもかかわらず、なぜ免疫は、臓器不全で苦しむ患者の生命を救おうとする臓器移植にはむかうのか、なぜ移植した臓器を拒み患者を苦しめるのかと。ここには明らかに奇妙な倒錯関係がある。

その答えは一つだ。免疫は、人間が臓器を移植することは想定していない。だから移植された臓器が自分のＨＬＡを持っていない臓器なら、これを異物とみなして攻撃をかけてしまう。免疫は自分の責務を果たそうとしているだけだ。だから私たちは免疫を責めることはできない。できることがあるとすれば、私たち人類が抱えている免疫の営みの限界を嘆くか、あるいは免疫を免疫抑制剤で手なずけつつ臓器移植を行うことだろう。

免疫には、なお一つ、想定していないものがある。放射線だ。免疫の営みを担う免疫細胞は放射線に極端に弱い。免疫細胞は放射線を浴びるとたちどころに死滅し、人体はウイルスや細菌などの病原体に無防備になってしまい生命は危機に瀕する。

今、科学技術を発展させた現代人は、原子力発電所を作り、臓器移植も開始した。だが免疫にとっては、原子力エネルギーに伴う放射線も臓器移植も、過去に体験したことのないものだ。免疫がそれらに対して、とまどいを見せたり、無力であったり、牙をむいたりしても、私たちは甘受するしか仕方がないのかもしれない。

組織適合抗原の秘密

日本人が大好きで、また、世界で信じているのはどうやら日本人だけらしいともいわれる血液型占い。血液型占いは、血液の中を流れる赤血球が「A」「B」「O」「AB」の四つの「型」に分類できる点に着目した占いだ。

だが白血球には赤血球をはるかに超える膨大な種類の型があることをご存知だろうか。それは白血球の表面にある組織適合抗原（HLA）に基づいた分類だ。

ここまで臓器移植を中心にストーリーを展開してきたため、読者は、HLA分子は心臓、肝臓などの臓器の表面にある、という印象を強くされたかもしれない。だが実は、HLA分子が最初に発見されたのは白血球なのである。

例えば人類は人によって髪の毛や瞳《ひとみ》の色、鼻の高さが異なっていて、一卵性双生児を除くと、約六十億人の地球の人類は一人一人が違った姿、個性を持っている。それと同じように人類は一人一人がそれぞれ自分独自の型のHLA分子を持っていて、白血球や臓器の細胞の上にHLA分子があると思ってもらえばいいだろう。

HLA分子の姿を決めるのはHLA遺伝子だ。この遺伝子は人間の場合、「A」「B」「C」「DR」「DQ」「DP」の六つの領域（ローカス）に分かれており、それぞれの領域で大変多くの「型」が発見されている。

話をわかりやすくするために六つの領域にそれぞれ「1」から「10」までの種類の型があるとしよう。するとある人のHLA遺伝子は「A1―B7―…DR1―…」という組み合わせでできていて、別の人は「A2―B8―…DR10―…」という組み合わせでできている――というわけだ。

組み合わせの数は非常に多い。しかも、それぞれの領域では今なお新しい型が発見されているし、新しく発見された領域もある。そこまで視野に入れると組み合わせはほぼ無限に広がる。

幸いにも臓器移植で重要な影響を及ぼすHLAの領域は限られる。A、B、DRの三つだ。ただし人間は誰でも父親と母親からそれぞれ遺伝子を引き継ぎ、合計二セットの遺伝子が体の中にある。だから臓器移植に重大な影響を与えるHLAの領域は合計六つということになる。臓器移植で大切なのは、臓器を提供するドナーと臓器提供を受けるレシピエントの間で、できるだけこの六つを一致させることだ。

ＨＬＡは、現代社会では中国残留孤児の親子鑑定や犯罪捜査、人類学の研究などに使われている。ＡＢＯの血液型よりはるかに型が多いＨＬＡに着目すれば、鑑定の正確さが増すからである。

また人間以外の生き物にも、この種の組織適合抗原は見つかっている。このため人間だけに限定しない場合はＨＬＡの代わりに「ＭＨＣ（主要組織適合遺伝子複合体）」と呼ぶことがある。

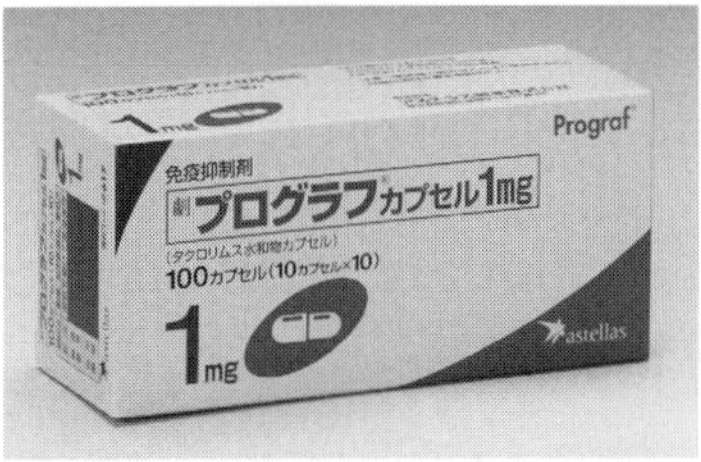

日本生まれの免疫抑制剤ＦＫ506
（アステラス製薬）

日本生まれの免疫抑制剤「ＦＫ506」

実は、移植医療を現代社会に根付かせたシクロスポリンに負けないほどの効果がある日本生まれの新しい免疫抑制剤がある。「ＦＫ５０６（タクロリムス）」。日本の筑波山麓の土壌から発見・分離された放線菌という微生物が作る免疫抑制剤だ。

免疫を抑制する基本原理はシクロスポリンとほぼ同じ。ヘルパー

T細胞がIL2という情報伝達分子を作るのに不可欠なカルシニューリンという酵素の動きを妨害する。その結果、ヘルパーT細胞は臓器を攻撃するキラーT細胞を呼び集められなくなる。

FK506を発見、免疫抑制剤に育て上げたのは日本の藤沢薬品工業（現アステラス製薬）だ。臨床試験は一九八九年、肝臓移植の第一人者といわれたT・スターツルがいた米ピッツバーグ大学で開始された。現在、FK506は「プログラフ」という商品名で販売されており、腎臓移植や肝臓移植などに使われ好成績を上げている。

第6章　骨髄移植物語

骨は人を支えるだけにあらず

人間の骨という組織は重要な組織だ。もし、あなたが、骨は体の重みを支えるだけの役割しかないと思っているなら、それは大きな間違いだ。骨は人間にとって極めて大切なカルシウムを貯蔵する場所である。

もっと大切な役割が骨にはある。骨の内部には骨髄という重要な組織があり、私たちが生きていくのに欠かせないリンパ球（T細胞、B細胞）などの白血球を時々刻々、作ってくれている。もし骨髄がT細胞もB細胞も作ることができないなら、人間の免疫の営みはそのほとんどすべてを喪失してしまう。

また心臓の上には胸腺と呼ばれる小さな臓器がある。私たちが普段、意識することはほとんどない臓器だ。だが、この胸腺も重要な臓器だ。骨髄の中で生まれたT細胞は、誕生した後、胸腺に移動する。そしてT細胞は免疫系の司令塔と呼ばれるヘルパーT細胞や、ウイルスに感染した細胞を攻撃するキラーT細胞となるべく、ここでさまざまな訓練、選別を受ける。もし胸腺の機能が損なわれれば、人間の免疫の営みも、その大半は失われてしまう。

世界初の骨髄移植

日本で東大紛争が起きたり、川端康成氏がノーベル文学賞を受賞した一九六八年。ある夫婦が米ミネソタ大学の小児科を訪ねてきた。高名な教授、ロバート・グッドに重体の息子の生命を骨髄移植で救ってもらうためだ。

生まれて半年ほどの、その男の子の名前はデビッド・キャンプ。彼は重症複合型免疫不全症（SCID）という難病に冒されていた。外部から体に侵入した病原体と戦うリンパ球——T細胞とB細胞のどちらも——が生まれつき体にない重篤な病気である。一家の母方の家系では、それまでに十二人の男の子がこの病気で生命を失っていた。

グッドはデビッドの姉の助けを借りることにした。彼女の腰骨から赤みを帯びた骨髄を注射器で取り出し、デビッドの体に注射したのだ。狙い通りに事が運べば、デビッドの体に入った骨髄はT細胞とB細胞を作り出し、免疫の営みを再生してくれるはずだ。

だが不安は尽きなかった。骨髄移植では通常の臓器移植とは違った拒絶反応が起きるからだ。骨髄を他人の体に移す骨髄移植はいわば免疫を人から人へと移す行為だ。だから、もし、二人のHLA（組織適合抗原）が異なっていれば、移植された免疫が、新しい体の全身を異物だとみなして攻撃をしかねない。通常の拒絶反応を「宿主対移植片反応（HVG）」というのに対し、骨髄移植で起きる拒絶反応は逆に「移植片対宿主反応（GVH）」と呼ばれる。

当時、骨髄移植はまだ人間では成功した例がなかった。未体験の世界では何が起きるかわからない。しかもデビッドとデビッドの姉のHLAは、必ずしも完全には一致していなかった。拒絶反応が起きても不思議ではない条件での骨髄移植である。

彼らの懸念通り、移植された姉の骨髄はデビッドを攻撃し始めた。移植片対宿主反応（GVH）の発生である。発熱、発疹、黄だんにデビッドは苦しんだ。その一方で、デビッドの体は移植された骨髄の生着を拒み続けていた。宿主対移植片反応（HVG）も起きていたのだ。苦しむデビッドを診たグッドは一回目の移植が失敗であることを悟った。

「もう一度、姉の骨髄を移植しよう」と決断したグッドは、再度、姉の腰骨から骨髄を抽出しデビッドの体に注入した。家族や主治医のグッドの願いは通じ、今度は、拒絶反応は軽微にとどまり、デビッドへの骨髄移植は成功した。デビッド坊やは、やがて退院の日を迎えた。グッドがデビッドに実施した骨髄移植は世界で初めて成功した骨髄移植として現代に語り継がれている。

一九九四年、ロバート・グッドは米フロリダで研究者としての五十年を回顧した講演会を開催した。参加者の中には、かつてのデビッド坊やの姿も見られた。グッドによって生命を救われたデビッド・キャンプは結婚し、子供ももうけ幸せな人生を歩んでいた。

バブル・ボーイ

米国にはもう一人、重症複合型免疫不全症（SCID）を患ったデビッド少年がいる。彼は生まれてから一九八四年に死亡するまでの十数年、人生のすべてを無菌に保たれた環境の中で過ごした。生まれた直後の赤ん坊の時は無菌カプセルで、子供の時は無菌テントで、移動する時は無菌運搬機で。米航空宇宙局（NASA）が彼のために宇宙服のような無菌服を作ったこともある。

だから彼は米国の医学界やマスコミから「バブル・ボーイ」と呼ばれた。バブル（風船）のような無菌テントの中で生きる姿を象徴的に捉えた表現だ。

しかし、不思議に思えることがある。なぜ彼の家族や主治医たちは死の淵から生還したデビッド・キャンプにならって彼に骨髄移植を施さなかったのだろうか。デビッド・キャンプの手術は一九六八年。こちらのデビッドの誕生は一九七一年。医師たちは、三年前の手術の成功を知っていたはずだ。

それは、デビッドのHLAと適合する骨髄提供者が家族に見つからなかったせいだといわれる。何も手を打たなければ、体の中に免疫の営みを持たないSCID患者は、生後、一年前後でウイルスや病原菌に体を冒され死亡する。そこで家族や医師団は、やむなくデビッドを無菌の環境に入れて、生命をできるだけ長らえさせ、その間にデビッドとHLAが一致する骨髄提供者が現れるのを待つことにした。こうして彼は風船の中で生き続けた。

だが延命が限界に近づいた時、家族や医師団は最後の決断を下した。彼の姉の骨髄を移植しよう、と。二人のHLAの適合性はそれほど高くなく、拒絶反応は免れないかもしれない。しかし関係者は追い込まれていた。移植手術に医師たちは全力を投じ、家族は彼の幸運を祈った。だがデビッドは天に召されてしまった。

男の子に多い免疫不全症

SCIDは男の子だけに起きる免疫不全症だ。これは病気の原因となる遺伝子が性染色体のX染色体の上にあるせいだ。

性染色体は男性は「XY」、女性は「XX」だ。女の子の場合、両親のどちらからもX染色体を引き継ぐので、仮にどちらか一方の遺伝子に変異があっても、もう片方の遺伝子が正常なら発病は免れる。だが男の子の場合は、X染色体は母親から引き継ぐものだけだ。もし、そこにある遺伝子に変異があるなら発病は免れない。

他の免疫不全症も男の子に多い。その理由はX染色体の上に免疫に関連した遺伝子が多くあることだ。もし、その遺伝子に変異がある場合は、SCIDに見るように、女の子は発病を免れても、男の子は発病を免れることができない。

遺伝子治療に救い

先天性の免疫不全症の種類は数十にものぼる。だが現代の文明社会はある種の重症複合型免疫不全症（SCID）患者については救いをもたらしたかに見える。遺伝子治療だ。

日本で初の遺伝子治療が北海道大学医学部付属病院で実施されたのは一九九五年夏のこと。患者は当時、四歳の男の子でアデノシンデアミナーゼ（ADA）という酵素が体内でできないために、先天的な免疫不全に苦しんでいた。

この病気はADAを作る遺伝子の変異で起きる。ADAは免疫細胞のT細胞の中でアデノシン

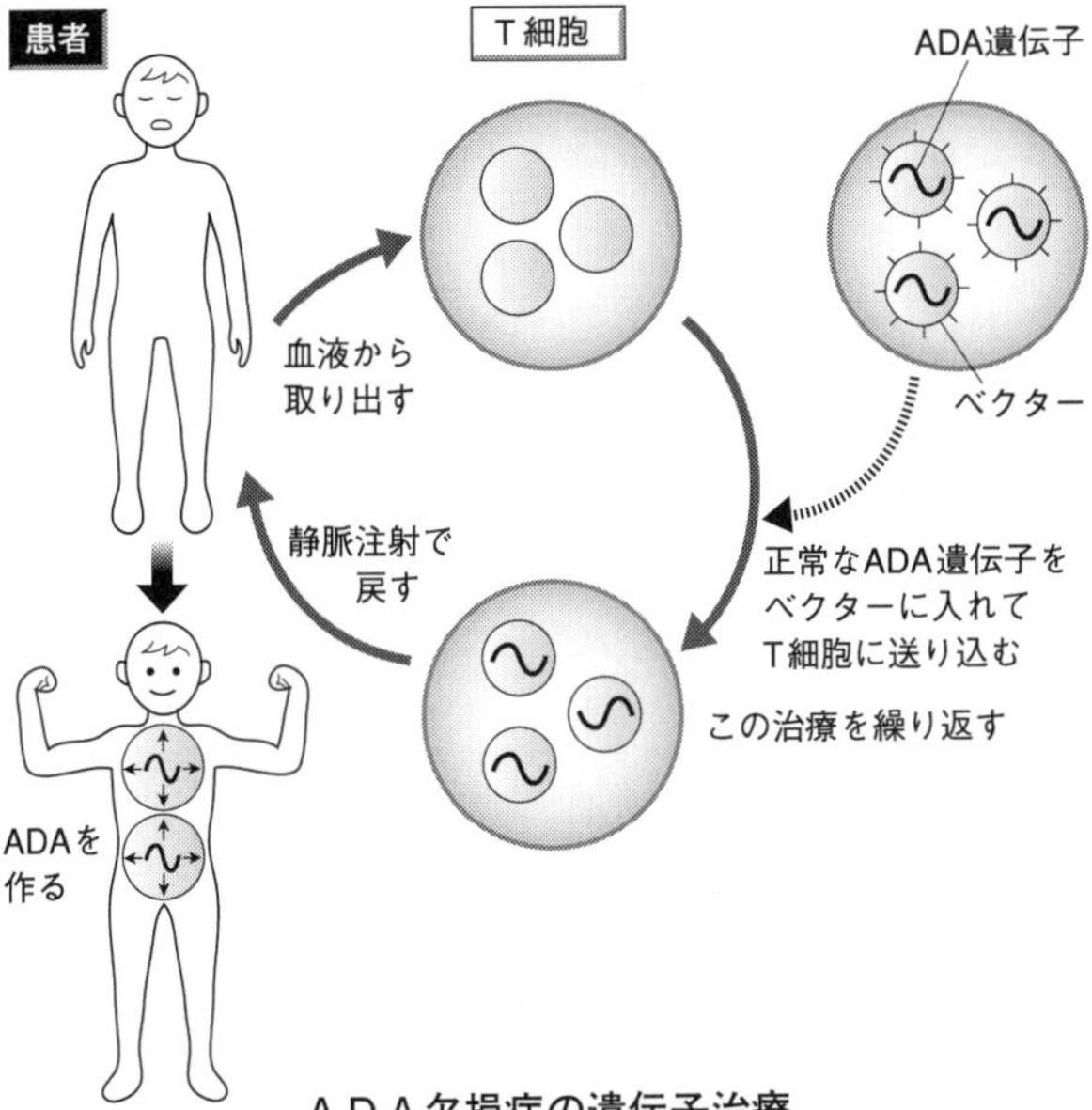

ＡＤＡ欠損症の遺伝子治療

という物質が老廃化した時に、それをイノシンに変える働きをする酵素だ。

だがＡＤＡの遺伝子に異常があると、細胞の中には老廃化して有害物質となったアデノシンがどんどんたまっていく。その結果、Ｔ細胞の増殖に著しい支障が出て、体全体の免疫の働きが失われてしまうのだ。専門家たちは、この病気をＡＤＡの失調がもたらすＳＣＩＤという観点から「ＡＤＡ―ＳＣＩＤ」と呼んでいる。

一九九五年八月一日。北海道大学で最初の治療が始まった。男の子から注射器で血液を採取し、その中からT細胞を抽出し、T細胞に正常なADAを作る遺伝子を組み込む。ベクターという「遺伝子の運び役」に遺伝子を入れてT細胞に送り込むと、ベクターはT細胞の核の中に遺伝子を組み込んでくれるのだ。数日後、医師団は、正常な遺伝子を持ったT細胞を、注射器で男児の体内に送り込んだ。

ADA—SCIDに苦しむ患者に遺伝子治療を世界で最初に実施したのは米国立衛生研究所（NIH）。一九九〇年のことだ。日本の北海道大学の遺伝子治療は、それに続いて実施されたものだった。

また、ADAの欠損が原因で起きる免疫不全症については、精製したADA剤を注射で患者の体内に送り込む治療法もある。米NIHや北海道大学で行った遺伝子治療では、遺伝子治療と並行して精製ADAを直接、投与したことも知られている。

北海道大学で治療を受けた男の子は、遺伝子治療を十回ほど重ねた後、一九九七年春、小学校に入学した。

研究者を悩ませた免疫不全症

研究者や医師を悩ませ苦しめた免疫不全症はSCIDの他にも多くある。

例えばブルトン型無ガンマグロブリン血症。この病気は一九五〇年代、米国のブルトンという医師によって見つけられた。たまたま診察した男児が、肺炎や中耳炎などの感染症にかかりやすい体質だったのに疑問を持ったブルトンが血液を調べたところ、血液の中に存在するはずの抗体が見つからなかったのだ。この男児は先天的に抗体が欠けていた。骨髄でできるB細胞に異常があったのが原因だ。

一九六〇年代の中頃に突き止められたディジョージ症候群という免疫不全症もある。この病気は生まれつき胸腺がない子供に起きる病気だ。胸腺がないから症状は深刻だ。B細胞はできるが、未熟なT細胞はヘルパーT細胞やキラーT細胞に成熟できないので病原体に対抗するすべがない。

新しい難病に直面した医師たちは、治療を阻む壁の厚さを思い知らされ、どれほど悔しい思いをしたことだろうか。

だが一つ冷静に眺めておきたいことがある。それは免疫不全症という病気の発見が、免疫に関わる謎の存在を明らかにし、免疫という科学を発展させる母胎となったことだ。なぜこんな病気が起きるのか。その謎に果敢に挑んだ研究者たちはやがて、T細胞やB細胞の営みを突き止め、骨髄移植によって重症複合型免疫不全症（SCID）の治療にも成功したのだった。

一世を風靡したロバート・グッド

一世を風靡《ふうび》するという。草木を風がなびかすように、その時代や社会を己に従わせるありさまを指す表現だ。もし一九七〇年代の米医学界で、一世を風靡した人物を探すならロバート・グッドはその有力候補といっていいだろう。

一九六八年、世界で初めて骨髄移植を成功させた長身の男は——俳優のウィリアム・ホールデンにも似た顔立ちであった——その頃、研究者として絶頂の時期にあった。米ミネソタ大学の小児科教授から、世界最高のがん研究所といわれたスローン・ケタリングがん研究所（ニューヨーク）の所長に転身した彼は、免疫研究の第一人者として、百人を超える部下を率い、がんの免疫治療に取り組んでいた。人類の難敵といわれたがんを免疫で制圧するという野心的な挑戦に社会の期待は集まり、米タイム誌はがんの免疫療法の特集を組み表紙にグッドの写真を掲げた。グッドのノーベル賞受賞は確実とも思われた。

グッドの交際のスケールの大きさは群を抜いていた。彼は富豪のロックフェラー家から別荘を借り、そこには政財界の大物が出入りしていた。後にイスラム革命で国を追われるイランのパーレビ国王とも親交があった。

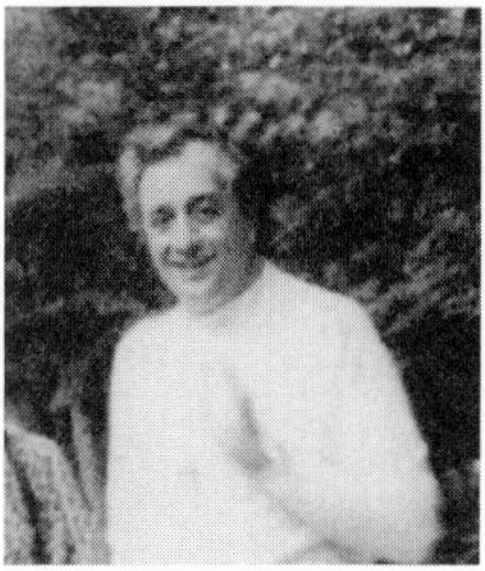
ロバート・グッド博士

グッドは「研究の鬼」という言葉がよく似合う巨人でもあった。米ミネソタ大学では学位をとる以前の学生の頃から、ボスに談じこんで研究に参加した。「睡眠時間は一晩、四時間あれば十分」と豪語した。医学部の学生が取得する学位は医学博士だ。だが彼は卒業時には理学博士も取得していた。

「ホワッツ・ニュー・トゥデイ（What's new today?）」。普通、この言葉は研究者が「おはよう」という意味で、毎日のあいさつ代わりに使う言葉だ。だがグッドは言葉本来の意味で使っていた。「今日は何か新しい成果はあるか」と部下に対し新しい研究成果の報告を求めていたのだ。

グッドに医学者として頂点を極めたいという野心、欲望があったことは否定できない。だが彼を動かしていた最大の動機は、彼の言葉を借りると「自然による実験（experiment of nature）」への挑戦だった。自然は時に人類に残酷なふるまいをする。生まれつき免疫の一部がない子供や、場合によっては免疫のすべての営みを失った赤ん坊をこの世に送り出してしまう。赤ん坊の多くは一年以内に死亡する。

こうした死の淵におかれた幼い子供たちを救うのが医師の担う役割ではないか。自然がしかけた苛酷な実験にはむかうのが自分の使命なのではないか。グッドの脳裏にはこのような思想が熟成していった。だからこそ彼はデビッド坊やを救うために果敢に骨髄移植に挑んだのだ。

ペインテッド・マウス

だが、しばらくしてグッドを不幸が見舞った。部下の研究者のスキャンダルが露見したのだ。彼は皮膚移植の実験をネズミを使って行っていた。皮膚は、生き物の臓器や組織の中でも拒絶反応が起きやすいといわれる組織だ。だが皮膚を培養してから移植すると、拒絶反応が弱まり移植が可能になるのではないか——。こう考えた部下は、培養皮膚を使って移植の実験を行った。黒色のネズミの皮膚を白色のネズミに移植する実験だ。

だが彼は何としたことか、皮膚の移植場所に黒いペンで色をつけてしまった、とされる。「ペインテッド・マウス」——。米医学界に刻まれた研究成果ねつ造のスキャンダルだ。

なぜ部下は、こんな馬鹿げた行為をしてしまったのか。グッドが毎日口にしていた「ホワッツ・ニュー・トゥデイ」が知らず知らずのうちに彼にゆがんだ圧力をかけてしまっていたのだろうか。

グッドは、この事件が遠因ともなってスローン・ケタリングがん研究所の所長を辞した。だが彼が医学界に遺した足跡は今でもあざやかに輝いている。

白血病にも骨髄移植

米国のロバート・グッドが成功させた骨髄移植は現代では「血液のがん」といわれる白血病の治療にも使われている。

白血病は骨髄の中で作られる白血球が何らかの原因でがん化して異常に増殖する難病だ。増えるといっても、その機能は正常ではないので、ウイルスや病原菌への抵抗力が落ち、感染症にかかりやすくなる。また赤血球や血小板が顕著に減る結果、貧血、出血が起きやすくなる。白血病は一昔前は「不治の病」といわれたほど治療が難しい難病だった。

しかし、その壁を骨髄移植は越えてみせた。重症複合型免疫不全症（ＳＣＩＤ）の患者を救ったのと全く同じ原理で、骨髄移植は抗がん剤治療や放射線の照射で働きを失った白血病患者の免疫機能と造血機能を作り直してくれるからだ。

骨髄の中には、赤血球や白血球などを作り出す魔法の細胞、造血幹細胞が少数ながら存在する。はっきりとは突き止められていないが、その割合は数万個の細胞に一個ともいわれている。その細胞が骨髄を移植された患者の中で一連の免疫細胞を再生してくれるのだ。

世界三大テノールといわれるスペインのホセ・カレーラスも骨髄移植で生命を救われた一人

だ。カレーラスは一九八七年に白血病で倒れた。だが彼は骨髄移植手術を受け、奇跡的なカムバックを果たした。

日本では白血病などに苦しむ人を救うために日本骨髄バンク（骨髄移植推進財団）が一九九一年に発足した。それから約十五年、自分の骨髄を提供したいとの意志を示し、バンクに登録した人は二〇〇六年六月時点で約二十五万人に達し、骨髄バンクを通じて実施された移植は約七千五百件に達した。

ただなお、現実は厳しく、移植を希望しながら骨髄移植を受けることができない人も多く約三千三百人を数える。ＨＬＡを一致させることが非常に難しいからだ。過去の統計では、ＨＬＡが患者と提供者の間で合致する確率は数百人から一万人に一人。より多くの患者を救うには、骨髄バンクにより多くの人に登録してもらう必要がある。

その点、米国はボランティア精神に富むお国柄で骨髄バンクの登録者は約四百四十万人いる。米国の人口が日本の倍以上である点を差し引いても、米国の方が提供に協力する人はケタ違いに多い。

キリスト教の精神に基づく米国のボランティア精神やある種の人類愛は日本人にはなじみにくい面もある。しかしそうした精神が見返りを求めない行為を通じて米国の医学のみならず芸術や文化、科学の発展を支えてきた面は否定しがたい。「他人のために何かしてあげたい」という

「利他」の精神を日本人はもう少し、身につけてもいい、と筆者たちは思うのだが……。

臍帯血移植と末梢血幹細胞移植

白血病や免疫不全症には骨髄移植以外にもいくつか有力な治療法がある。その一つは一九九〇年代に入って日本でも始まった臍帯血《さいたいけつ》移植だ。臍帯とは胎児とお母さんをつなぐ、いわゆるへその緒《お》。この、へその緒と胎盤の中には骨髄と同じように、魔法の細胞、造血幹細胞が含まれている。へその緒と胎盤はお産が済むと昔は捨てられていたが、捨てずに凍結保存しておけば、白血病や免疫不全で苦しむ人の生命を救うことができる。

臍帯血移植は骨髄移植と比べて拒絶反応が軽度で済む利点がある。ただし採取できる造血幹細胞が少量で大人への移植の場合、必要な量が確保しにくい悩みがある。日本では一九九九年に、日本さい帯血バンクネットワークが発足した。

末梢血幹細胞《まっしょうけつ》移植という治療法もある。これは顆粒球コロニー刺激因子(G―CSF)という造血因子を体内に注入すると、通常は骨髄の中にとどまっている造血幹細胞が末梢の血管に流れ出てくる仕組みに着目した治療だ。

この操作を行えば造血幹細胞は、骨髄やへその緒、胎盤だけでなく体を流れる血液からも入手が可能になる。こうやって出てくる幹細胞は、実は骨髄の中にある本物の造血幹細胞ではなく、それから二段階ほど分化した細胞だ。このため骨髄移植や臍帯血移植と比べて、幹細胞がリンパ球などに分化するのに時間がかからない特徴がある。即効性がこの治療の利点である。

近未来の医療としては、まさかの時に備えて、自分の造血幹細胞を骨髄などから体外に取り出し凍結保存しておく方法も考えられている。もし不幸にも白血病にかかったり大量の放射線を被ばくした時、保存しておいた造血幹細胞を培養し体内に注入するのだ。自分の細胞だからHLAが一致せず拒絶反応が起きるという心配はない。

近年、急速に研究が進んでいる胚性《はいせい》幹細胞（ES細胞）にも期待がかかる。皮膚でも神経でも筋肉でも、ありとあらゆる細胞に分化する可能性を秘めたES細胞はいわば万能細胞。ES細胞の分化を制御するのは簡単ではないが、もしES細胞から造血幹細胞を作ることができるようになったら、まさかの時に、この造血幹細胞を体内に移植する手だても考えられる。

また、がんにかかった時に放射線治療を受けると、放射線の影響で免疫系の細胞がダメージを受ける恐れがある。しかし万一そうなっても、造血幹細胞を事前に体外で培養しておけば、造血幹細胞を体内に注入することで、弱った免疫を強めることも可能になる。

造血幹細胞の体外培養は今、最も注目が集まる研究の一つ。造血幹細胞を体外に取り出し培養するにはインターロイキン3（IL3）やIL6、顆粒球コロニー刺激因子などの情報伝達分子が必要なこともわかってきた。ただし、どのタイミングで何をどのように組み合わせて幹細胞に与えればいいかはまだ突き止められていない。二十一世紀の研究者が担うべき課題である。

東海村の被ばく事故

一九九九年九月三十日。日本の原子力発祥の地、茨城県東海村を目に見えない脅威が襲った。核燃料加工会社のジェー・シー・オー（ＪＣＯ）が起こした日本初の臨界事故で中性子という放射線が村内を飛び交ったのだ。放射線を被ばくした人は判明しただけでも四百三十九人。ＪＣＯの社員二人が死亡する惨事となった。

哺乳類は放射線に弱いといわれる。それを痛感したのは、臨界事故で致死量（七シーベルト）を大幅に超える中性子の直撃を受けたＪＣＯ社員の治療にあたった医師たちだったろう。患者の推定被ばく量は一人が一六～二〇シーベルト、もう一人が六～一〇シーベルト。二人の体から免疫の営みが急速に失われ、生命の危機が訪れつつあるように見えた。

危機感を強めた医師たちは、免疫の営みを造血幹細胞で作り直す決断をした。一人の患者には末梢血幹細胞移植が、もう一人の患者には臍帯血移植が実施された。

だが放射線がむしばんでいたのは免疫だけではなかった。二〇シーベルト近くを被ばくし、や

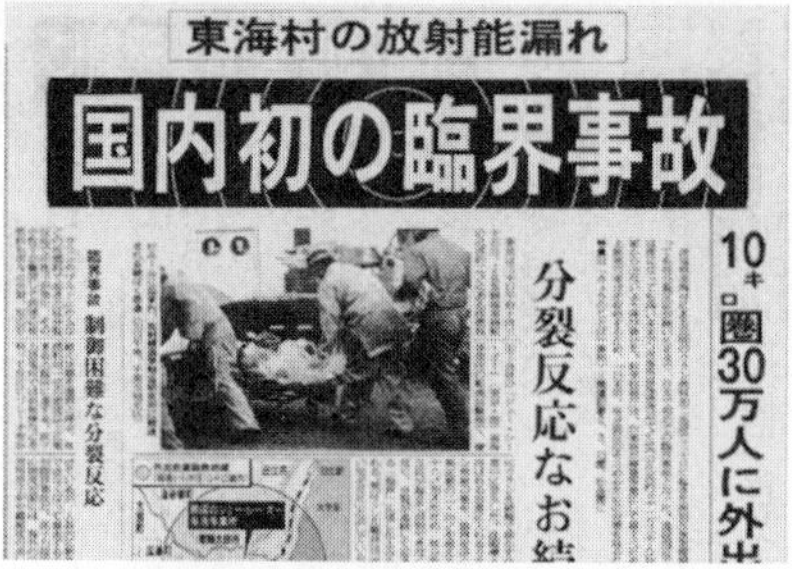
東海村の放射能漏れ

国内初の臨界事故

10キロ圏30万人に外出

分裂反応なお続

臨界事故 制御困難な分裂反応

東海村の臨界事故を伝える
1999年10月1日の日本経済新聞朝刊

けどを負った患者の皮膚ははがれ、皮膚移植をしても皮膚は再生しなかった。腸の細胞も放射線で著しい傷を負い、出血や下痢が続いた患者の体力は徐々に失われていった。

この患者は事故から二ヵ月半余りがたった十二月二十一日、病院で息を引き取った。死因は放射線被ばくによる多臓器不全とされた。患者は、日本の原子力史上、放射線被ばくによる初の死者となった。

もう一人の患者は血液や皮膚の働きが回復し、一時はリハビリ訓練を受けさえした。しかし、その後、消化管から出血が始まり、肺炎も併発、最終的には多臓器不全で死亡した。事故からほぼ七ヵ月がたった二〇〇〇年四月二十七日のことだった。

医師団は、造血幹細胞の移植をはじめとした現代医学の最高の治療を施したはずだ。だが人知を超えた放射線の脅威の前には、その治療もむなしく終わった。

放射線は免疫の天敵

免疫は、地球の歴史の中に現れた最強の生命防衛システムだ。病原体を撃退する見事なT細胞とB細胞の連携プレー。一度、戦った外敵の顔を覚え、再度の侵入に備える博覧強記ぶり。どんな敵が現れても適切に対処できるよう、無限かと思えるほどの異なる抗体や免疫細胞をあらかじめ用意しておく懐の広がり。どれもこれもが人知を超越した神業である。

だが意外なことに免疫は放射線には極端に弱い。放射線と人体の関係に詳しい大阪大学の近藤宗平名誉教授によると、人間はスプーン一杯のコーヒーの熱にも満たない放射線のエネルギーで死んでしまう。体温を千分の一度上げる程度の放射線を浴びただけで、生命は危機に瀕してしまう。放射線は免疫の天敵なのだ。

なぜ免疫は放射線に弱いのだろう。それは免疫細胞のリンパ球が――B細胞もT細胞も――常に消滅・誕生を繰り返していることと深く関係している。人間の場合、一日に寿命がつきるリンパ球は百億個以上もあり、それと同じ数の新しいリンパ球が体の中で時々刻々、誕生している。

細胞は分裂する時、遺伝子を複製し娘細胞に受け渡す。だが、この時、通常は核の奥深くに潜んでいる遺伝子が表に現れ、遺伝子の防備がなくなってしまう。そこに放射線が当たると遺伝子は放射線のエネルギーで傷つき、バラバラの断片になってしまう。遺伝子は細胞の働きや姿形を築き上げる設計図だ。細胞の設計図が壊れると、免疫細胞は次の世代の細胞を生み出せない。こうして免疫の営みが失われた人間を病原菌やウイルスがむしばんでいく。

放射線は免疫細胞に限らず、頻繁に分裂し増殖を重ねる細胞なら例外なくダメージを与える。一例は腸管の内側にあり腸の表面を保護している腸管上皮細胞だ。この細胞は毎日、大量にはげ落ちては娘細胞が新しく誕生している。

東海村の臨界事故で不幸にも死亡した患者は腸で出血や下痢が続いた。それは腸管上皮細胞が免疫細胞と同様、放射線で著しく傷ついたからに他ならない。

第7章　胸腺物語

グリックの失敗

私たちは今でこそ、免疫の主役を担うB細胞とT細胞がどこで生まれて育ち、これらがいかに精緻で巧みな連携プレーをするかを知っている。

B細胞の「B」は骨髄（Bone marrow）の「B」。骨の中の骨髄で誕生するB細胞は、外部から侵入してきた病原体と戦う抗体を作り出す。ただしB細胞は自分だけでは抗体は生み出せない。B細胞が抗体を作るにはヘルパーT細胞の助けを借りなければいけない。

T細胞の生まれる場所もB細胞と同じ骨髄だ。しかし育つ場所は違う。T細胞は生まれるとすぐ胸腺に送られ、そこで厳しい選別を受けて、免疫の司令塔といわれるヘルパーT細胞や、殺戮細胞のキラーT細胞へと育っていく。T細胞の「T」は胸腺（Thymus）の頭文字の「T」のことだ。
だが二十世紀半ば過ぎの科学者たちは、こんな全貌を知る由もない。彼らは免疫が織りなす複雑なさまに驚き、悩み、熟慮し、辛抱強く実験を重ね、免疫のミステリーを一つ一つ、丹念に解き明かしていった。これからしばらく語るのは、免疫の謎解きに貢献した研究者たちの軌跡である。

ブルース・グリックという若い研究者が米国にいた。一九五〇年代のことだ。彼はニワトリの消化管の末端にある「ファブリキウス嚢《のう》」という小さな袋に興味を持った。「嚢」は袋という意味だ。この袋は鳥類特有の臓器として昔から存在は知られていたが、どんな働きをしているか正体は全くわからない。

彼はニワトリの雛からファブリキウス嚢を取り除いてみた。そうすればニワトリに何か変化が起きるかもしれない、という期待を持っての試みである。しかし異変は起きず彼はがっかりした。

だが、それからしばらく後、予想外の出来事が起きた。異物を生き物の体に入れると、その体内では異物と戦う抗体ができる。こういう免疫の基本原理を学生たちに教える実験に彼の同僚がこのニワトリを使ったところ、ニワトリは抗体を作ることができず、同僚は面目を失ったのである。

なぜ、こんなことが起きたのか。ニワトリのファブリキウス嚢は人間でいえばB細胞を作る骨髄の役割を果たしていたからだった。だからファブリキウス嚢を除去するとB細胞はできない。そのせいで抗体がニワトリの体内で誕生しなくなっていたのだ。グリックたちの〝失敗〟は図らずも、抗体を作る細胞を生み出す源の組織を突き止める卓越した研究成果を生み出した。

ファブリキウス嚢は「Bursa of Fabricius」。実は、B細胞のBの本当の出所はこの「Bursa」ともいわれる。免疫の謎を解いたと自覚したグリックらは勇んで論文を執筆した。だが不幸にも、彼らの研究論文は著名な学会誌とは言い難い「家禽学誌」にしか掲載を認められなかった。当時の医学界は彼らの論文の価値を理解できる高みにはなかったのだ。「大発見」は往々にして英科学誌ネイチャーのような一流誌に掲載されないことがある。

胸腺の謎解いたミラー

一九六〇年代に入ると、オーストラリアのジャック・ミラーが胸腺に強い関心を持ち始めた。胸腺という臓器も不思議な臓器だ。紀元前から存在は知られていたが働きは全くわかっていなかった。胸腺の秘密に挑もうとする研究者もそれまで現れたことはなかった。

リンパ球をがん化させて白血病を起こすウイルスの研究をしていたミラーは、ウイルスを感染させたネズミの新生児から胸腺を摘出してみた。すると、ネズミは白血病にかからなくなった。胸腺がなくなったため、そこで成熟するはずのT細胞が成熟できず、ウイルスが感染する相手をなくしてしまったせいだ。この点では何の意外性もない実験結果といえるだろう。

ところがネズミを長く飼育していくと重大なことが判明した。そのネズミは病気にかかりやすくなり、やせ細ってしまったのだ。「何か変だ」と感づいたミラーは次に、そのネズミに羊の赤血球を注射してみた。

ネズミにとって、違った種である羊の赤血球は外部の異物だ。免疫の働きが正常なら、羊の赤血球を攻撃する抗体が体の中に誕生するはずだ。だが、そのネズミは抗体を作ることができなくなっていた。

ミラーはさらに、そのネズミに他のネズミの皮膚を移植してみた。すると、また異変が見つかった。種が同じでも異なる個体の皮膚を移植されると、生き物はその皮膚を拒絶する。だが、このネズミでは、起きるはずの拒絶反応が起きなかった。

もう、気が付かれたことだろう。これらはすべて、胸腺を取り除きT細胞を成熟させないようにした結果、起きた出来事である。胸腺のないネズミでも骨髄はあるから、一応、B細胞もT細胞も生まれてはくる。しかし、胸腺がないので未熟なT細胞はヘルパーT細胞に成長できない。B細胞はヘルパーT細胞の助けを借りないと抗体を作ることができない。だから、このネズミは抗体を失ってしまったのだ。

また未熟なT細胞が殺戮細胞のキラーT細胞に成長するのも胸腺だ。胸腺がなくなると、キラーT細胞は生まれてこない。だから、皮膚を移植されたネズミは拒絶反応が起きなかったのだ。

以上が現代免疫学の基礎を拓いたミラーの研究成果である。だがミラー本人によると「最初は誰も私のいうことを信じてくれなかった」。彼は、ある研究者から「bullshit（でたらめ）」という非難を受けたとも回顧している。「bullshit」の先頭は「B」、末尾は「T」。ミラーを非難した人物はB細胞とT細胞の関わりを否定するために、わざと痛烈な批判をこめてこの言葉を使った、と伝えられている。

また当時、米国のヘンリー・クレイマンはこんな実験に取り組んでいた。ネズミの全身に強力なX線を当てると免疫細胞は死滅する。体内からは免疫の営みを担うB細胞もT細胞も消えてなくなってしまう。もちろん抗体もできなくなる。

では、このネズミに抗体を再び、作らせるにはどうした

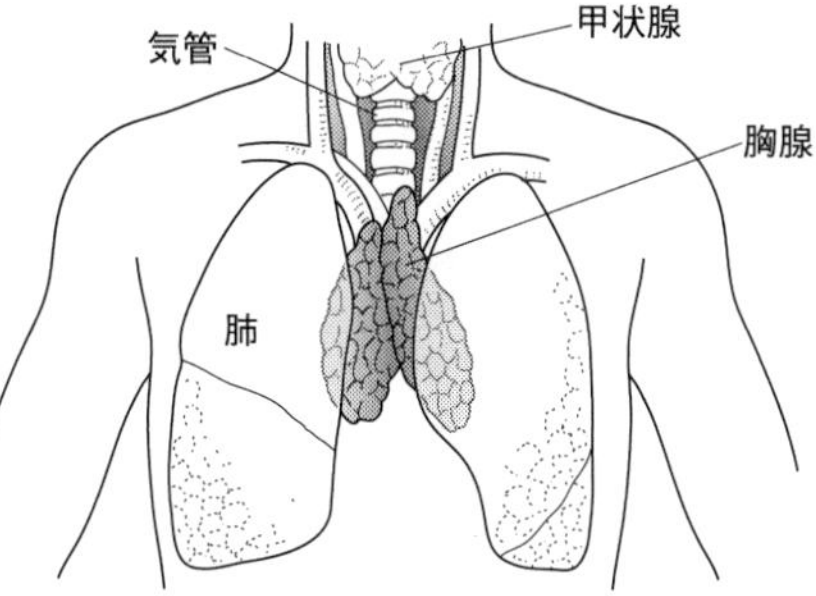

T細胞の成熟に重要な役割を果たす胸腺
（参考：別冊サイエンス17『抗体とリンパ球』）

らいいのだろう。クレイマンは他のネズミの骨髄を移植してみた。だが抗体はできなかった。胸腺の細胞を移植してみた。これでもだめだった。

だが試行錯誤を重ね、彼はついに解答を見出した。ネズミに再び抗体を作らせるコツは、骨髄と胸腺の細胞をともに移植することだった。抗体を作るには骨髄でできるB細胞と胸腺で成熟するT細胞の二つが必要なことが、クレイマンの実験でも確認されたことになる。

ヌード・マウス

ヌード・マウスというネズミをご存知だろうか。免疫の研究者が大切に飼育している動物で、その名の通り、生まれつき体の表面に毛がはえていない「裸」のネズミである。ただし研究者が、このネズミをそばにおく理由は体毛がないからではない。実はこのネズミは生まれつき胸腺も持っていない珍しいネズミなのだ。

なぜ、体毛もなければ、胸腺もないのか。それはヌード・マウスでは、体毛を作れば、胸腺も作る、という二つの重要な役割を、一つの遺伝子が果たしていたからだ。だから、もし、その遺伝子に突然変異が起きれば、体毛もなければ、胸腺もないネズミが誕生してしまう。

前節のミラーの実験に見るように、胸腺のないネズミは免疫がうまく働かない。人間のがん細胞を移植しても、ヌード・マウスはそれを拒むことはできなかった。研究者たちは、このネズミを大変重宝がり、がん研究などさまざまな研究に使ってきた。ヌード・マウスは医学の進展に貢献した重要な生き物である。

無駄こそ安全弁

胸腺ほど人間の体が壮大な無駄を実行していることを教えてくれる臓器はないだろう。胸腺には骨髄で生まれた未熟なT細胞たちが運ばれ、成熟したヘルパーT細胞やキラーT細胞となるべく、さまざまな教育・訓練・選別を受ける。この過程で、生き残るのは全体のたかだか二、三%。それ以外の九七～九八%のT細胞はここで死滅させられてしまう。

なぜ生命の営みはこんな無駄をあえて断行するのだろうか。一つ目の理由は簡単に推測できる。免疫の役割は、体内に侵入した外敵を発見し攻撃することだ。もし敵を察知する能力や攻撃力が低いT細胞を胸腺から送り出しては生死に関わる。だから役に立たない軟弱なT細胞は消滅させるのだ。

もう一つ、厳重に注意を払わねばならないことがある。それは間違って自分を敵と認識するT細胞を作らないようにすることだ。そんなT細胞が胸腺の外に出てしまうと、本来守るべき自分の体を攻撃してしまう。

例えばある系統のネズミは、体内の胸腺やリンパ節が巨大になり、リンパ球が異常に増殖し、自己免疫疾患を起こすことが知られている。これは本来なら自殺して消えていなければならない自分を攻撃する危険なT細胞が生き残ってしまったせいだ。

だからこそ、胸腺の中では事前に徹底した選別が行われる。繰り返しになるが胸腺で生き残るT細胞はわずか二、三％。効率の向上を繁栄の原動力と信じる日本のビジネスマンにはこの「歩留まり」は恐るべき効率の悪さと映るかもしれない。

だが、こうした一見、無駄に見える免疫の営みこそが、人類を数百万年にわたって外敵から守り、生き残らせてきた真の理由だと筆者たちは信じる。効率のみを優先する価値観を持った社会は、いずれ危機に直面するように思えてならない。

自殺するT細胞

では、胸腺は、軟弱なT細胞や危険なT細胞をどのように消滅させるのだろうか。実は胸腺は自分の手でT細胞を殺さない。T細胞が消滅するのは、T細胞が自ら死を選んでいるのである。

例えば、おたまじゃくしがカエルに成長する時、長い尾の細胞は自ら死を選び、消滅していく。人間も胎児の時には、指と指の間に水掻きのような組織がある。私たちの遠い祖先が水の中で生活していたなごりといわれる。

だが成育の過程で、これらの組織は自ら死を選び消滅していく。胸腺の中で不要なT細胞が消えていくのも、基本的にはこれらと同じ現象。研究者は、これを「アポトーシス（細胞の自殺）」と呼んでいる。アポトーシスはもともとギリシア語で木の葉や花びらが離れて落ちる現象を指す言葉だ。

アポトーシスは厳密には二つの種類がある。一つは細胞が、遺伝子に組み込まれたプログラムによってある時期になると自然に死ぬ死。おたまじゃくしの尾がしかるべき時期に消滅する現象がこれにあたる。もう一つは、外部からもたらされる信号がきっかけとなって細胞が自殺する死。胸腺の中でのT細胞の死は後者のケースにあたる。

自ら死を選ぶ細胞の潔さと対照的な光景も現代社会には多数、見受けられる。歴史的に役割を終えたと思われる組織や機構が無意味に生き残り、国民の重荷となっていることだ。

一九九〇年代に日本は衰弱の道をたどった。その理由の一つは、日本の指導者たちが自ら作った組織を消滅させる気概や潔さに欠けていたせいかもしれない。健全な組織でも、退場すべきトップや幹部が退場しなければ、その組織は疲労・退廃を避けられない。細胞の自殺「アポトーシス」はさまざまな教訓を含んでいる。

T細胞の異物探知センサー「T細胞受容体」

ここで胸腺で成熟して外の世界に出たT細胞が、どのような姿をしているか語っておこう。T細胞の表面には長い棒状の構造物が立っている。一九八三年に発見された「T細胞受容体」（TCR）だ。T細胞受容体の働きは、大づかみにいえば異物探知センサー。T細胞が、マクロファージなどの免疫細胞と連携して体内に侵入した異物を探知する時に欠かせない分子である。

T細胞には糖たんぱく質でできた「CD」と呼ばれるいくつもの細胞表面分子もついている。

免疫系の司令塔といわれるヘルパーT細胞についているのは「CD4」。ウイルスに感染した細胞を消滅させるキラーT細胞についているのは「CD8」。だからヘルパーT細胞は「CD4T細胞」と呼ばれ、キラーT細胞は「CD8T細胞」と呼ばれることもある。

エイズウイルス（HIV）はヘルパーT細胞やマクロファージの中に侵入し、そこで増殖したあげく、免疫の営みに壊滅的な打撃を与えることが知られている。そのHIVがヘルパーT細胞に侵入する時に足がかりとするのが表面分子のCD4である。

自分と外敵を同時に見る

T細胞は、T細胞受容体というセンサーを通じてどのように外敵を探知しているのだろうか。
その前に、ここまで使ってきた「HLA（組織適合抗原）」という用語を「MHC（主要組織適合遺伝子複合体）」に変えておきたい。というのは、HLAという言葉は実は人間に限定した用語だからだ。ここから先は、人間に限定しないMHCという広い意味の用語を使っていきたい。

まず体に病原体が侵入したとしよう。外敵に襲いかかるのは血液の中をパトロールしているマクロファージだ。マクロファージは異物に食らいつき体の中でバラバラに分解してしまうと、その異物の断片を自分の体の表面に掲げ、免疫の司令塔、ヘルパーT細胞に見せる。これは第4章の《マクロファージが握る花粉症の秘密》で語ったマクロファージの「抗原提示」という行動だ。

では、具体的にはどのように抗原は提示されるのか。ヘルパーT細胞の側からいうと、実は、奇妙で絶妙な光景が〝見える〟のである。これまで語ってきたように人間の体を作っている細胞の上にはほぼ例外なくMHC分子がついている。白血球の仲間のマクロファージも例外ではな

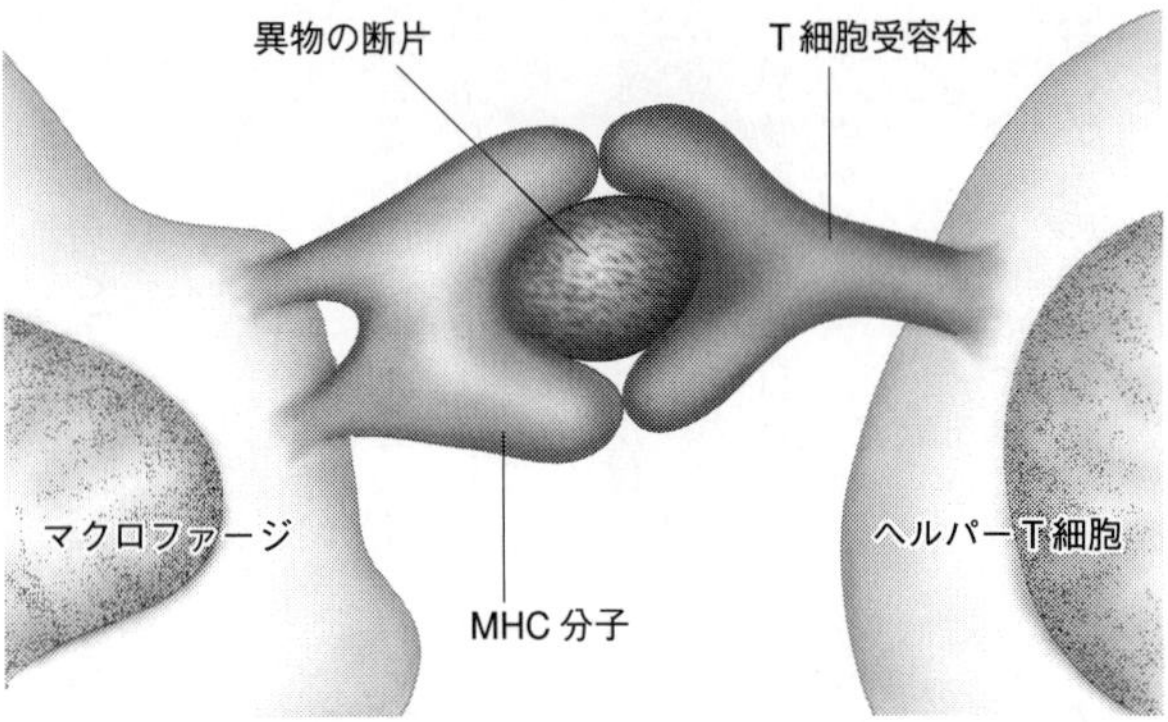

T細胞が異物を探知する仕組み
（参考：『日経サイエンス』1993年11月号）

い。そしてマクロファージがヘルパーT細胞に抗原提示をする時には、なんとMHC分子の中央部にある細長い裂け目（クレバス）から、異物の断片が顔を出している——。

この光景を「見る」のがヘルパーT細胞だ。ヘルパーT細胞はセンサーのT細胞受容体を使って、MHC分子と病原体の断片を同時にあわせ見ることになる。MHC分子はいわば「自分」。もう一つの異物の断片は「他人」。自分と他人が同居している光景を見て、ヘルパーT細胞は自分でない「非自己」の存在を初めて認識する。生体はこんな仕組みで、異物の侵入を探知していたのだ。

ウイルスが体の細胞に感染してしまった場合はどうだろうか。その場合は、細胞の中に侵入したウイルス本体（遺伝子）を覆うたんぱく質の断片が、細胞の表面にあるMHC分子の中央部の裂け目に浮上する。これもある種の抗原提示だ。

すると今度は、キラーT細胞が出動し、MHC分子と抗原をあわせ見る。そして自分と自分でないものを同時に見て、自分でない非自己の存在を確認する。こうしてキラーT細胞は、ウイルスに感染した細胞の殺戮を開始する。これが細胞レベルでの自己と非自己の選別の方法だったのだ。

免疫科学の研究者たちは、この仕組みを「MHCの拘束性《こうそく》」と呼んでいる。T細胞が敵を発見する時は、必ず、MHC分子の助けを借りねばならない点に注目した言い方である。

ただ、免疫が対処に苦しむ病気もある。がんはその典型だ。細胞に異常が生じ際限なく増殖を重ねるようになったがん細胞はなぜかMHC分子がほとんど消えてなくなってしまう。そのため免疫はがん細胞を退治しにくくなる、といわれている。

二種類のMHC分子──「クラスⅠ」と「クラスⅡ」

免疫には、なお複雑精緻な仕組みがある。それはMHC分子には二つの種類があることだ。一つは、ほぼすべての細胞の上にあるとされる「クラスⅠ」のMHC分子、もう一つは免疫細胞にだけある「クラスⅡ」のMHC分子だ。なぜ免疫はわざわざ二種類のMHC分子を用意したのだ

クラスⅠのMHC分子	ほぼあらゆる細胞の上にある	殺戮細胞のキラーT細胞を出動させるために存在
クラスⅡのMHC分子	免疫細胞の上にある	免疫の司令塔、ヘルパーT細胞を働かせるために存在

2種類あるMHC分子

ろうか。

免疫学の解答はこうだ。まずクラスⅠのMHC分子は殺戮細胞のキラーT細胞を出動させるために用意された。ウイルスに体の細胞が感染した場合、感染の拡大を防止するには直ちにキラーT細胞を出動させ、その細胞を消滅させる必要がある。だから、自然はほぼすべての細胞にMHC分子を取り付けた。これが「クラスⅠ」のMHC分子だ。

一方、クラスⅡのMHC分子は、免疫の司令塔のヘルパーT細胞を働かせるために用意された。体内に病原体が侵入すると、ヘルパーT細胞は偵察部隊のマクロファージからの知らせを受け、B細胞に抗体を作れと指示を出したり、キラーT細胞に出動を命じる指令を出したりする。これはいわば免疫のネットワーク。こうした情報網をうまく働かせるためにクラスⅡのMHC分子は免疫細胞の上に用意された、ともいえるだろう。

MHC分子を介して敵の存在を知る複雑な仕組み。しかもMHC分子には二種類があり、それぞれに異なる表面分子を持つT細胞が対処する仕組み。ここには約四十億年という気の遠くなるような生命の歴史の積み重ねの末に人類が獲得した防衛システムのエッセンスが詰まっている。

二十年後のノーベル賞

一九九六年秋、スウェーデンのカロリンスカ研究所は「MHCの拘束性」を発見した二人の科学者にノーベル生理学医学賞を与えると発表した。米テネシー大学のピーター・ドハティとスイス・チューリリヒ大学のロルフ・ジンカーナーゲルの二人だ。

一九七〇年代の初期、T細胞が外敵を認識する仕組みの謎にとりつかれた彼らは、オーストラリアのキャンベラにあるジョン・カーティン医科大学で一緒に実験を繰り返し、外敵の認識にはMHC分子が欠かせないことを実証した。その功績が二十年以上もたって評価されたのである。

実験を振り返ってみよう。まず二つの系統のネズミを準備する。髄膜炎を起こすウイルスを感染させると、どちらのネズミの体内でもウイルスに感染した細胞をキラーT細胞が見つけ攻撃する。

次に、どちらかのネズミの体内からウイルス感染細胞を取り出し試験管の中に入れ、さらに、もう一方のネズミの体内からキラーT細胞を取り出し、これも試験管の中に入れてみる。するとT細胞はウイルスに感染した細胞を攻撃できなくなった。T細胞が試験管の中で出合った細胞は、このT細胞がつい先ほどまで攻撃していた細胞と同じウイルスに感染していたにもかかわらず、攻撃はしなかったのである。

なぜだろうか。T細胞が、それまで見ていた自分のMHC分子がウイルス感染細胞になかったからだ。そこにあったのはT細胞が初めて見る他のMHC分子。T細胞は「自己と非自己」をあわせ見ることができなかった。そのためウイルスに感染した細胞を敵とみなさず、攻撃もしなかったのだ。二人は一九七四年、免疫学史に残る研究論文を英国の有力科学誌ネイチャーに発表した。

ただ、彼らにはノーベル賞受賞の可能性が薄まったと思えた時期があったはずだ。というのは次に語るように一九八〇年にG・スネルたち三人が、彼らに先駆けてMHC分子の発見に貢献したとしてノーベル賞を受賞したからだ。「一つの研究領域でノーベル賞の授与は一度だけ」が、この世界での不文律。世界の多くの研究者は、時の経過とともにドハティとジンカーナーゲルの受賞の可能性は薄くなったとの思いを強めていった。

だが科学の進歩は時に観客も、内部にいる科学者たちをも、あっと驚かせることがある。それは一九八七年。MHC分子の立体構造がエックス線解析の手法で、くっきりと捉えられたのだ。それによるとMHC分子は二本のらせんと数枚の平板が組み合わさった構造で、中央部に細長い裂け目ができていた。抗原提示の時、異物はここから顔を出していたことが、これで裏付けられたのだった。

ジンカーナーゲルとドハティの功績を改めて評価する機運が、この画期的な成果で一気に高まった。こうして二人はノーベル賞の受賞へと至った。

MHC分子の発見

免疫の営みに欠かせないMHC分子を語る時に忘れてはいけない研究者がなお四人いる。一九八〇年にノーベル生理学医学賞を受賞したG・スネル、J・ドーセ、B・ベナセラフの三人と残念にも受賞を逃したH・マクデビットである。彼らの業績は、MHC分子を発見し、それが遺伝とのかかわりで免疫をどのように支配しているかを明らかにしたことだ。

人間の場合、MHC分子は一九五〇年代、白血球の表面で最初に発見された。だから人間のMHCはHLAと命名された。HLAは「Human Leukocyte Antigen」、直訳すれば「ヒト白血球抗原」だ。その発見者がドーセ。HLAの遺伝情報をおさめたHLA遺伝子は第六染色体の上にあった。

ドーセは何人も赤ん坊を産んだ経産婦や、輸血を受けた人の体内にある種の抗体があることに気が付いた。妊娠時には胎児の白血球が母親の体内に入る。胎児の白血球の上にあるMHC分子の半分は父親から引き継いだものなので、母親の免疫には他人に見える。また輸血の際にも、他人の白血球がやはり体内に入る。他人の白血球は生体の方から見るともちろん異物だ。

異物を発見した免疫は、それを攻撃する抗体をB細胞に作らせる。ドーセが発見したのは、こうして誕生した抗体。そして彼は、その抗体に着目して人間の白血球の型を分類する方法を考案したのだった。

生命科学の世界では、多くの場合、人間よりも先に、哺乳類の仲間のネズミで実験が行われる。スネルは近親交配を重ねて遺伝的に全く同一の純系のネズミを多数作り出し、その比較からネズミのMHC分子を見つけ出した。ネズミの場合、MHC遺伝子は「H2抗原遺伝子」と呼ばれた。

ベナセラフとマクデビットの功績は一九七〇年代半ばに純系のモデル動物を作って、「免疫応答遺伝子」と呼ばれた遺伝子を発見したことだ。

外部から病原体が侵入した時、免疫はこれを排除しようとする。だが、その営みの仕方や程度は個体によって違いがある。例えば人間の場合、春先に杉の花粉が大量に空気中に飛散して、鼻の孔に侵入しても、花粉症に苦しむ人と平気な人がいる。このように免疫反応が個人で異なるのは、人それぞれが、違った免疫応答遺伝子を持つからだ、と考えられた。

免疫応答遺伝子と呼ばれた遺伝子は後に、マクロファージのような免疫細胞にあるクラスIIの

MHC分子の姿を決める遺伝子であることが判明する。

マクロファージの表面にあるMHC分子の中央部の裂け目には異物の断片が顔を出している。だが遺伝子が違えば、遺伝子が作るMHC分子の姿形も変わり中央部の裂け目の形も微妙に変化する。それに伴い、ある異物の断片がうまく裂け目に捕らえられるか否か、つまり抗原提示にも重大な影響が及ぶ。こうして免疫の司令塔、T細胞の反応の仕方も変わってくる——。これが免疫反応が個人によって異なる現象の謎解きであった。

ワイズマン研究所のウサギ

彼らはどのようにして免疫応答遺伝子のアイデアを思いついたのだろうか。一九五〇年代、米スタンフォード大学のマクデビットは英国留学中に、イスラエルのワイズマン研究所のマイケル・シーラが執筆した論文に心を奪われた。

当時、ワイズマン研究所はウサギにペプチド（たんぱく質の断片）を注射して、特定の抗体を体に作らせる技術に長じており、シーラはその第一人者として知られていた。

マクデビットは早速、英国のウサギを使って抗体を作る実験に取り組んだ。だが何度試みても実験は失敗する。「なぜだろう」。悩んだマクデビットはシーラに頼んでウサギの写真を送ってもらった。すると百聞は一見にしかず。マクデビットの目に飛び込んだのは、英国のウサギよりはるかに長い耳と尾を持ったイスラエルのウサギだった。

その時、彼にある考えがひらめいた。「抗体がうまくできないのはウサギの種類が違うからではないか」と。耳や尾の長さが違う以上、二匹のウサギは遺伝的に異なる系統と考えられる。遺伝的に系統が異なれば、外部から注入された異物に対する免疫の営みも違ってくるはずだ。「免疫応答遺伝子」の概念がおぼろげながら浮かんだ瞬間である。

マクデビットは、この後、実験動物をスネルが作った純系のネズミに切り替え、実りある研究成果を上げ、ノーベル賞の有力候補に名乗りを上げた。

ワイズマン研究所については忘れられない不幸な事件がある。一九七二年五月に日本赤軍はイスラエルのテルアビブ国際空港で乱射事件を起こした。自動小銃や手榴弾《しゅりゅうだん》を使い百人以上の人々を殺傷。死者は二十四人に達した。

死亡者名簿の中には、たまたま空港に居合わせたワイズマン研究所のカチャルスキー所長の名もあった。ワイズマン研究所にとっても世界の免疫研究にとっても大きな痛手であったことはいうまでもない。

外敵を受け入れる免疫寛容の謎

T細胞を教育・選別する胸腺の営みは、時に予想外の出来事を私たちに見せてくれる。それが現代免疫学に残された最大の謎の一つといわれる「免疫寛容」という現象だ。「自分ではない」と判断した異物を排除するはずの免疫が、なぜか相手を寛大に受け入れてしまうことがまれに起こるのだ。

例えば、二卵性双生児。一卵性双生児と異なり、互いに異なる遺伝子を持つ二卵性の双子は遺伝子レベルでは普通の兄弟姉妹と同じ。だから、この二人の間で臓器移植をしても拒絶反応の発生は避けられない。だが二卵性双生児の間では起きるはずの拒絶反応がまれに起きないことがある。一九四五年に英国のR・オーエンが牛の二卵性双生児で、この珍しい現象を発見した。

なぜ、こんなことが起きたのか。免疫寛容を起こした牛の二卵性双生児は、胎児の時、母牛のお腹の中でそれぞれの胎盤がたまたま融合し、二匹の血液が混じり合っていたのだった。

二匹を「A」と「B」と呼ぶことにしよう。血液が混じり合えば「A」の体の中には「B」の免疫細胞、例えばマクロファージも入ってきて「A」の胸腺の中に運ばれる。そこにいるのは胸腺で教育を受けている最中の「A」の未成熟なT細胞。「A」のT細胞は通常、胸腺で自分のM

HC分子を見て、これが自分であると教えられているが、この場合は体内に「侵入」してきた「B」のマクロファージの表面にあるMHC分子を見て、これも自分だと認識してしまう。

こうして「A」のT細胞は「A」と「B」の双方を「自己」と認識するようになる。「B」のT細胞も同じメカニズムでやはり「A」と「B」の両方を「自分」と認識する。T細胞は幼い頃、胸腺で見たものはすべて自分とみなす。その結果、牛の二卵性双生児は互いに、相手の臓器を受け入れるようになった、と考えられている。

免疫寛容を人の手で

免疫寛容という不思議な現象を目の当たりにした研究者の中には、免疫寛容を実際に自分の手で起こしたいと考えた挑戦心豊かな研究者もいた。オーエンの報告に触発された英国のP・メダワーとオーストラリアのF・バーネットの二人だ。

彼らは生まれたばかりのネズミに、他のネズミの免疫細胞を注入した。すると、そのネズミは移入された免疫細胞を拒まなかった。前節で説明した免疫寛容が起こったのだ。

メダワーとバーネットは「免疫寛容を人工的に作った」成果を高く評価され一九六〇年にノーベル生理学医学賞を受賞した。バーネットは現代免疫学の基礎となった重要な理論「クローン選択説」を提唱した点でたいへん有名な研究者だが、ノーベル賞の受賞理由は免疫寛容である。免疫寛容は、移植医療にも応用が可能と期待されている。

第8章　抗体の不思議物語

歴史を刻んだモノクローナル抗体

「モノクローナル抗体」という魅力的な抗体をご存知だろうか。この抗体を大量に作る方法を考案した英ケンブリッジ大学のC・ミルシュタインら二人の研究者はノーベル生理学医学賞を獲得した。モノクローナル抗体は、科学の歴史に深く名前を刻んだ重要な抗体である。

人の体に異物が侵入するとB細胞は多彩な抗体を作り出す。こうした抗体の群れの中から取り出した単一種の純粋な抗体がモノクローナル抗体。聞き慣れないモノクローナルという言葉は「単一」を意味する「モノ」と、「同じ遺伝子を持つ生物や細胞の集団」を意味する「クローン」の合体語だ。

モノクローナル抗体は、それまで越えられなかった厚い壁を突き破るブレークスルー（突破ロ）の役割を果たし、研究者たちはモノクローナル抗体を利用して、生命科学や医学の分野で傑出した成果を上げていった。

だがモノクローナル抗体は、大阪大学の岡田善雄がウイルスの働きで細胞と細胞が融合する前代未聞の現象を発見しなければ登場は遅れていただろう。日本に端を発した「細胞融合」技術こそ、モノクローナル抗体の母体となった技術である。

これからしばらく語るのは、細胞融合やモノクローナル抗体の研究に精魂を込めた研究者の物語である。

日本生まれの細胞融合

一九五〇年代半ば。当時、阪大の微生物病研究所の教授だった岡田は奇妙な現象に巡り合った。東北大学で発見されたばかりの「センダイ・ウイルス」というウイルスを岡田はネズミのがん細胞に感染させた。するとがん細胞の細胞膜は溶けてなくなり、二つの細胞が融合した巨大な細胞が出現した。

こんな現象は、過去、世界のどこの研究機関からも報告されていない。驚いた岡田は「大阪大学微生物病研究会誌」に一連の研究成果を報告した。だが世界で初めて、細胞融合が報告されたというのに反応は希薄だった。「ウイルスが細胞を溶かし融合する」現象は確かに珍しい。しかし、それが一体、何の役に立つのか、当時の研究者は見当がつかず、深い関心を示せなかったのだ。

しかし鋭い反応を見せた研究者が海外に現れた。英オックスフォード大学のH・ハリスだ。彼は人間の細胞とネズミの細胞を融合する実験を思いつき、センダイ・ウイルスを使って実行に移した。

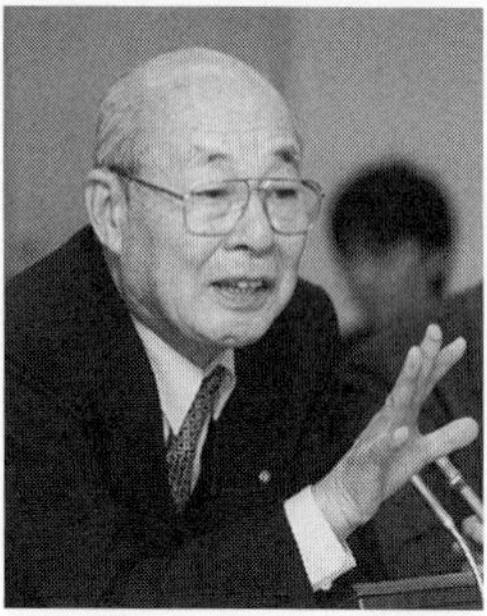
岡田善雄・阪大名誉教授

実験は狙い通り成功し「キメラ細胞」が誕生した。キメラはギリシア神話に登場する頭はライオン、胴体はヤギ、尻尾は蛇の空想の怪物。この神話にならうかのように、異なる細胞が融合したため、研究者たちはこの細胞をキメラ細胞と呼んだ。

ハリスは、キメラ細胞の培養を続け興味深い現象も発見した。人間の細胞の核の中にある二十三対の染色体がなぜか一つ一つと欠落していく不思議な現象だ。染色体の上には人間の設計図といわれる遺伝子がある。だからある染色体が消滅すると、遺伝子が作るたんぱく質も現れなくなる。

染色体の消滅と消えるたんぱく質を突き合わせていくことによって、どの染色体にどんな種類の遺伝子があるかもわかる。例えば、第六番目の染色体が消滅すると自己標識の役割を担うMHC分子が現れなくなる。こうして第六番目の染色体にはMHC分子を作る遺伝子が存在していることも突き止められた。後に世界の科学者は、この手法で、いわゆる染色体マップ（地図）を完成し、人類遺伝学は急速に発展した。

ハリスはがん細胞と正常な細胞を融合する実験も実施した。大半の研究者は融合した細胞はがん細胞になる、と予想した。だが実験は予想を覆した。融合細胞は正常な細胞に戻ったのだ。なぜ、こんなことが起きたのか。生き物の正常な細胞の中には、がんを抑制する遺伝子があるのではないか、と考えるのが最も合理的な推測だった。こうしてがん抑制遺伝子の概念が芽生え、この実験に触発された研究者たちは後に、がん抑制遺伝子を実際に発見することにもなった。

細胞融合が作り出した「ポマト」

細胞融合といえば医学関係者はモノクローナル抗体を連想する。だが一般にはむしろ「ポマト」の方がなじみが深いかもしれない。ポマトはジャガイモとトマトを細胞融合で一体化して作り出した新野菜。一九七〇年代にドイツのマックス・プランク研究所が開発し話題を呼んだ。

ポマトの夢はこう語られた。地上にはトマトの赤い実がなる。一方、地下にはジャガイモができる、と。あるいは寒さに弱いトマトに寒さに強いジャガイモの特徴を持たせることができる、ともいわれた。

ポマトは残念ながら私たちの家庭の食卓にはのぼっていない。だが、ポマトの開発がきっかけとなり、日本では八〇年代に細胞融合技術を使った新種開発の動きが強まった。キャベツとハクサイを融合した「ハクラン」は、そうして開発された新種の一つだった。

ミルシュタイン、モノクローナル抗体の生産に成功

英ケンブリッジ大学のミルシュタインの研究グループも細胞融合技術を使って先駆的な実験を実施した。

ミルシュタインとG・ケーラーは、当時、単一種の抗体を作るようになったB細胞を大量に培養して、モノクローナル抗体を作れないか、と考えた。だが問題があった。通常、B細胞は生体を離れると増殖しないのだ。

そこで彼らはあるものに目をつけた。それは、B細胞ががん化して、試験管の中で無限の分裂能力を持つようになったミエローマ（骨髄腫）の細胞である。アレルギーの研究に没頭した石坂

夫妻も実験に使ったミエローマだ。彼らはセンダイ・ウイルスを使って、B細胞とミエローマの融合を試み見事に成功した。

こうして二つの細胞が融合したハイブリドーマ（融合細胞）は期待通り、試験管の中でモノクローナル抗体を大量に作り始めた——。

ミルシュタインとケーラーがモノクローナル抗体を作る手法を編み出したのは一九七〇年代半ばのこと。彼らは一九八四年にノーベル生理学医学賞受賞へと至る。

抗体の混合物はいらない

この辺で、体の中から単一種の抗体、つまりモノクローナル抗体を取り出すことが、どれほど難しいことだったかを語っておこう。

研究者たちは、ある時、素晴らしいアイデアを思いついた。免疫の仕組みを逆手にとって、体の中で誕生する膨大な種類の抗体を逐一、捕捉するアイデアだ。

例えば、体にある種のたんぱく質の断片を注射してみる。病原体である必要はない。病原体であろうがなかろうが、免疫は外部から侵入した異物（抗原）には敏感に反応し、何らかの抗体を作り出す。運が良ければ手に入れた抗体は診断薬や医薬にも使える、という期待もあった。

ところが研究者たちは厚い壁にぶつかった。彼らが手にした抗体は多くの場合、「ポリクローナル抗体」といって、複数の抗体が混じったものだったのだ。

なぜこんなことが起きるのか。体に注入したたんぱく質の断片は、断片とはいっても生体のミクロの世界では巨大な存在だ。三次元の立体構造をしたたんぱく質にはさまざまな突起や凹凸があり、そうした抗原の個々の特徴ごとに生体は抗体を作っていた。

抗体は巨大な抗原の全体に対応しているわけではない。人間の顔にたとえれば、大きな目、高い鼻、小さな口といったある部分の特徴しか免疫は認識せず、その部分部分に応じた抗体を作る。抗体は一つではなく、二つ、三つ……と複数のものができていた。免疫の世界では、このように抗原の特徴を決定づける部位を「抗原決定基」と呼んでいる。

だが、ここで研究者が、高い鼻という抗原決定基に対応した抗体だけを手に入れたいと望んだとしよう。この場合、研究者にとって重要なのは高い鼻に反応する抗体であり、大きな目や小さな口に対応する抗体は邪魔者にすぎない。

複数の抗体が混じったポリクローナル抗体は欲しくない。何とかして単一種の純粋なモノクローナル抗体を抽出し、それを大量に増やす手法はないものか。こうした研究者たちの切なる願いをようやくかなえてくれたのが、ミルシュタインたちが考案した手法だった。

細胞表面分子「CD」の発見に貢献

モノクローナル抗体を手中に収めた研究者は早速、これを生命科学や医学の分野で活用し始めた。例えばある研究グループは、モノクローナル抗体を作る手法を、細胞表面分子「CD」の発見に活用した。

しばらく前に免疫の司令塔、ヘルパーT細胞の表面にはCD4という表面分子があり、殺戮細胞のキラーT細胞の表面にはCD8という表面分子があると語ったことを覚えておられるだろう。これらの多くはモノクローナル抗体を巧妙に利用することで見つかった分子だ。

例えば、ヒトのある種の細胞を異物としてネズミの体に注入してみる。その上には何百という表面分子があることだろう。前節で説明したように、これは免疫にとって外部から侵入した異物つまり抗原だ。

抗体を作ることが任務のB細胞は、細胞の上にある表面分子を抗原とみなして、さまざまな抗体を作り出す。これらは複数の種類の抗体が混じったポリクローナル抗体だ。こうした抗体を持つB細胞の群れは脾臓《ひぞう》から取り出すことができる。ここから単一種の抗体を手に入れるにはミルシュタインの方法を使えばいい。

次は、抗原抗体反応を使って、表面分子CDを突き止める。巧妙な操作を重ねて手に入れたモノクローナル抗体は、そもそも表面分子を抗原とみなして、免疫が作り出した抗体だ。だから、このモノクローナル抗体が結びつく分子が、狙った表面分子となるはずだ。

表面分子とモノクローナル抗体はいわば「表と裏」。裏に当たるモノクローナル抗体を手に入れれば、表の表面分子も見つかる。こうして研究者たちは、表面分子を次から次へと発見していった。

どこまで増える表面分子

CDといえば一般にはコンパクト・ディスクのことだが、生命科学の世界では、細胞の表面にある分子のことを指す。表面分子は一九八〇年代以降、続々と見つかり、今では「CD350」と呼ばれる分子さえ突き止められている。

表面分子はどんな働きをしているのだろうか。ヘルパーT細胞のCD4やキラーT細胞のCD8のように役割が明らかになったものもある。

だが表面分子の全体像はまだ把握できていない。というのはモノクローナル抗体の技法を使って、あまりに急速に大量の表面分子が発見されたためだ。そこで世界の研究者たちは、表面分子に暫定的に番号を割り当て、例えばCD4やCD8と呼ぶ整理の方法を思いついた。

細胞表面分子をCDと呼んだのも発見ラッシュのせいだ。CDの「C」は「群れ、集団」を表す「cluster（クラスター）」の頭文字。新しい表面分子を発見した研究者たちが集まって国際会議を開き、それぞれの「発見物」を突き合わせると、実はそれらが同じ分子だったという事態が何度も起きたのだ。

こうしていくつかの表面分子は一つの固まりに集約されクラスターと呼ばれるようになった。ちなみにCDの「D」は「分化、差異、派生」といった意味を持つ「differentiation」の頭文字である。

表面分子に番号を割り当てる国際会議は、一九九六年に神戸で開催されたこともある。表面分子は今後、どこまで、その数を膨張させるのだろうか。

二十一世紀の花形医薬に

特定の抗原を狙い撃ちできるモノクローナル抗体の研究はその後も進み、二〇〇〇年代に入ると、抗体を医薬として利用した新しい概念の医薬「抗体医薬」が多く登場するようになった。この数年の新薬ラッシュから抗体医薬は「二十一世紀の花形医薬」とさえ呼ばれ、医師、患者の双方から期待を集めている。

抗体医薬の活躍が目立つのは抗がん剤だ。例えばスイスのロシュが発売した抗体医薬「アバスチン」は、がん細胞に栄養を送る血管の成長を防止するために、血管内皮（細胞）増殖因子（VEGF）というたんぱく質を標的（抗原）とみなして、これにくっついて中和し、がん細胞をいわば兵糧攻めにしてしまう。乳がんの治療に効果がある抗体医薬としては「ハーセプチン」が著名な存在だ。

抗体医薬は自己免疫疾患の代表的な病気とされる慢性関節リウマチの治療にも顕著な効果を発揮しつつある。自己免疫疾患はいわば免疫の内乱。免疫がなぜか自分の体を、外部から侵入した敵と見誤って攻撃をかける恐ろしい病気だ。

リウマチの発病にはインターロイキン6（IL6）やTNF（腫瘍壊死因子）という情報伝達分子が深く関わっている。そこで、こうした分子やその受容体をモノクローナル抗体で捕らえようというわけだ。TNFを捕捉する働きのある抗TNF抗体を使ったリウマチ治療薬「レミケード」も抗体医薬の一例だ。

IL6受容体に結合することによって、IL6受容体がIL6と結びつくのを妨げる抗体医薬「アクテムラ」はリウマチ治療薬として日本の中外製薬が研究開発してきた医薬だ。ひとまずリンパ節がはれるキャッスルマン病の治療薬として利用が始まったが、二〇〇七年中に本命のリウマチ治療薬として日本で発売されることになるだろう。

モノクローナル抗体は前立腺がんの診断薬としても使われている。このがんは男性の生殖器官にある前立腺に悪性の腫瘍ができる深刻な病気だ。

前立腺の細胞には前立腺特異抗原（ＰＳＡ）という物質があって、前立腺がんや、悪性ではなく良性の腫瘍ができる前立腺肥大症にかかると、健康な人と比べて血液中を流れるＰＳＡの量が異常に多くなる。

そこで、効果を発揮するのがモノクローナル抗体。ＰＳＡと結びつく抗体を使ってＰＳＡの量を測定し、血液中のＰＳＡの量が一定の限度を超えていれば、病気の可能性が増大する。がんか否かを識別するのは簡単ではないが、ＰＳＡの量が多ければ、まず、がんだと疑って早期に治療を受けることが大切だ。

抗体は五種類ではない？

ここまで読み進まれた読者は「何か腑に落ちない、変だ」といった感覚にとらわれたのではないだろうか。

本章の冒頭、《歴史を刻んだモノクローナル抗体》で語ったように、私たちはモノクローナル

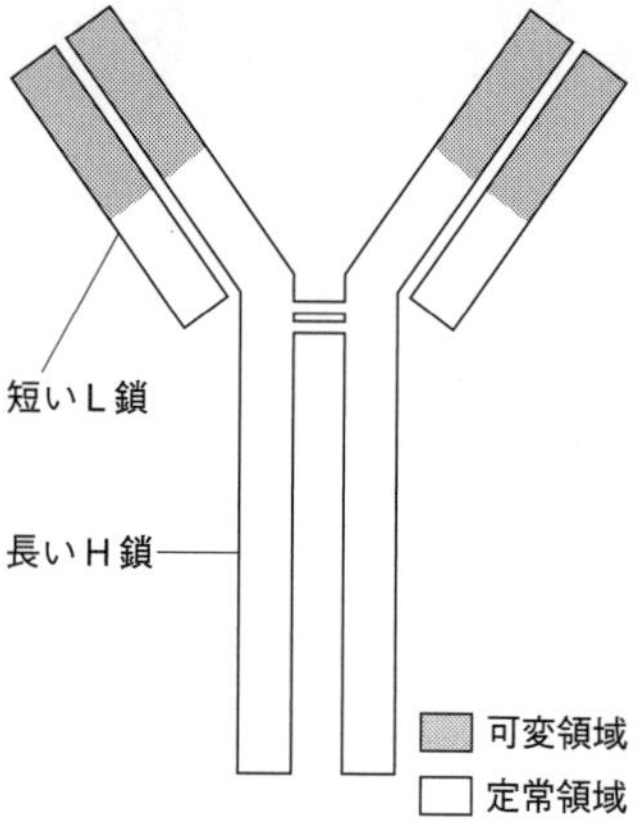

抗体はこんな姿をしている

抗体を「B細胞が作り出す多彩な抗体の群れの中から取り出した単一種の純粋な抗体」と説明してきた。

他方、これに先立ち、私たちは第1章の《第五の抗体発見競争》などに見るように「人間のB細胞が作り出す抗体にはIgG、IgM、IgA、IgD、IgEの五種類がある」とも説明してきた。双方に矛盾はありはしないか。たった五種類の抗体を多彩な抗体の群れというのは、かなり無理があると感じられないだろうか。

だが結論を先に言ってしまうと説明はどちらも正しい。抗体は、五種類に分類することができる。そして、その中のIgGをとってもIgMをとっても、それぞれの抗体はいずれも少しずつ違った姿の仲間を無限に近く作り出しているのである。

例えばIgGという抗体を見てみよう。抗体は「Yの字」形の立体構造をしたたんぱく質だ。Yの字の構造は先端の「Vの字」と「Iの字」の二つのパートに分けることができる。「V」と「I」は、Vが外敵を発見して捕まえると、その後の外敵の処理をIにゆだねるという役割分担をしている。

姿が微妙に異なっているのは、このうちVの方だ。外部からはどんな外敵が侵入してくるかわからない。だが、その敵は必ず捕まえる必要がある。こうした難問に対処するために、免疫が創り出した仕組みが、少しずつ姿が違うVをできるだけ多く用意し、それを抗体に持たせておくことだった。

これはIgGだけに限らない。他の四つの抗体にも共通する仕組みだ。こうして生み出される抗体の種類は、通説では一億とも十億ともいわれる。

できるだけ多くの抗体をあらかじめ用意しておき、もし、病原体が体に侵入したら、事前にそろえた抗体の中から外敵に最も効果的に対処できる抗体を選び出し、大量に複製しそれらを迎撃戦に向かわせる。免疫はこんな生体防衛戦略を実行していた。

そして、驚くべきことに、これは抗体だけでなく、免疫の司令塔といわれるヘルパーT細胞にも共通する仕組みだった。免疫は事前に少しずつ姿を変えたヘルパーT細胞をそろえておき、病原体が侵入した時には、その敵と最も相性のいいT細胞を選び、迎撃戦の指揮をとらせていた。人知を超えた免疫の多様性にはただただ驚くばかりだ。

利根川の驚異の発見、遺伝子の再編成

人間の体を守る免疫は、どのようにして膨大な種類の抗体を用意しているのだろうか。実は、この謎は一九七〇年代半ば過ぎまで、免疫学最大のミステリーとされてきた。なぜなら人間の体の中にある遺伝子はすべてを合わせても二万数千に過ぎない。抗体と遺伝子が一対一に対応しているのなら一億を超える膨大な種類の抗体を作り出せるはずがなかったのだ。

その謎を解き明かしたのが一九八七年にノーベル生理学医学賞を受賞したマサチューセッツ工科大学の利根川進だ。利根川によると、抗体を作る遺伝子は体の中にあらかじめ完成されたものが準備されているわけではない。遺伝子はいくつかの「部品遺伝子」ともいうべき断片が体の中で、その都度、組み合わさって作り出されていた。人体は、こうして遺伝子を再編成することで、免疫の多様性を「創出」していたのだった。

抗体の姿をもう一度見てみよう。前節で説明したように、Yの字形の抗体は先端のVの字の「可変領域」とIの字の「定常領域」の二つに分かれる。このうち遺伝子の再編成で注目すべきは可変領域だ。

可変領域を作る部品遺伝子は「v」「d」「j」の三種類。vには「v1」「v2」「v3」から

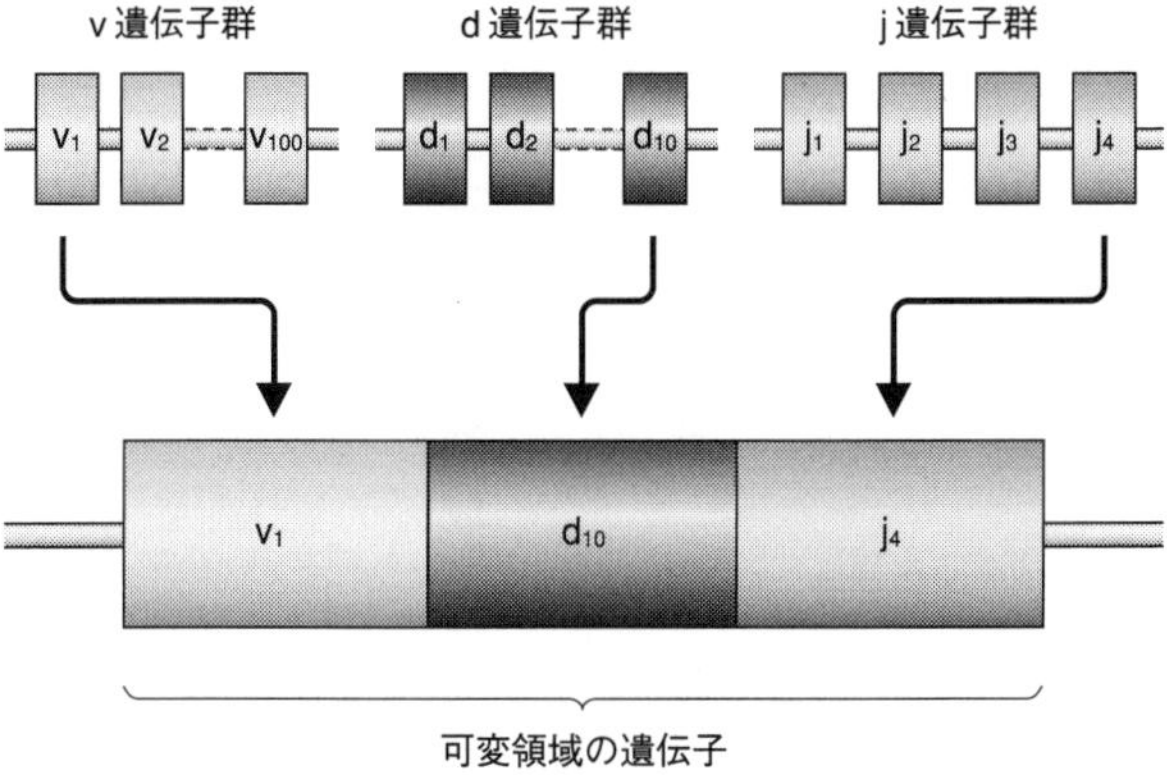

抗体遺伝子が再編成されるしくみ

始まって数百の仲間がいるし、dにも「d1」「d2」「d3」から始まる十五程度の仲間、jには「j1」から「j4」までの仲間がいる、といわれる。

だから抗体の可変領域の遺伝子は、ある時には「v1—d1—j1」の配列として完成するし、ある時には「v1—d2—j3」にもなる。「v1—d10—j4」の配列ができることもある。

こうしてできる可変領域の遺伝子の種類は計算すると六千〜六万種類。たかだか数百の部品遺伝子で、これほど多くの遺伝子が生まれたことがおわかりいただけるだろう。

免疫はもっと多様性をふくらませる仕掛けを用意している。抗体は図を見ればわかるように、実は、長い「H鎖（ヘビー・チェーン）」と短い「L鎖（ライト・チェーン）」の二本の鎖でできており、H鎖にもL鎖にも可変領域がある。だから、抗体の種類は、もっと増えることになる。この数を研究者は一億とも十億とも想像しているのだ。

利根川の功績は、スイスのバーゼル研究所に在籍していた時に、免疫がほんのわずかな遺伝子を使って、変幻自在に膨大な種類の抗体を作り出すという驚異の仕組みをまざまざと世界に示したことだ。彼は免疫の多様性の謎を解くことに見事に成功したのである。

生命観にも重大な変更

利根川の研究成果は、人類の生命観にも重大な変更を迫った。従来の生命観は「遺伝子は変わらない」。子供が両親から引き継いだ遺伝子は受精卵の段階から、生命が終末を迎えるまで不変と信じられていた。

だが彼に従うとそうではない。一卵性の双生児は両親から全く同じ遺伝子を譲り受ける。しかし二人の免疫細胞の中では、遺伝子は再編成され、それぞれ微妙に異なる抗体の遺伝子ができあがるのだ。

抗体を作る部品遺伝子は、それらがひとつながりになって初めて遺伝子として機能することが知られている。だから一卵性双生児の二人の体で誕生する遺伝子は、微妙に異なり、その遺伝子によって生み出される抗体はそれぞれ違ったものとなる。両親からともに引き継いだ共通の遺伝子は、こうして二人の体の中で「変わる」のである。

抗体の多様性をいかに説明するか。過去にも仮説の形で、遺伝子の再編成説が唱えられたことはあった。だが世界の科学者の多くはこの説を信じなかった。「遺伝子は変わらない」という常識があまりに強く科学者の頭脳を支配していたせいだ。

利根川はノーベル賞を一人で受賞した。当時も今もノーベル賞はたいてい二人か三人が一緒に受賞する。利根川の単独受賞は、彼の研究成果が卓越した成果として世界の研究者に迎えられた証しでもあった。

遺伝子の再編成は、後にT細胞の表面にあるT細胞受容体（TCR）でも行われていることが判明した。T細胞は膨大な種類の病原体に対処する使命を帯びた細胞だ。そうしたT細胞の探知センサーの役割を果たすT細胞受容体の遺伝子が抗体と同様、再編成して作られていたのだった。これもまた多様性を確保する免疫の戦略の一環である。

B細胞とT細胞の不思議な接触

ここでB細胞とT細胞の不思議な接触について語っておこう。

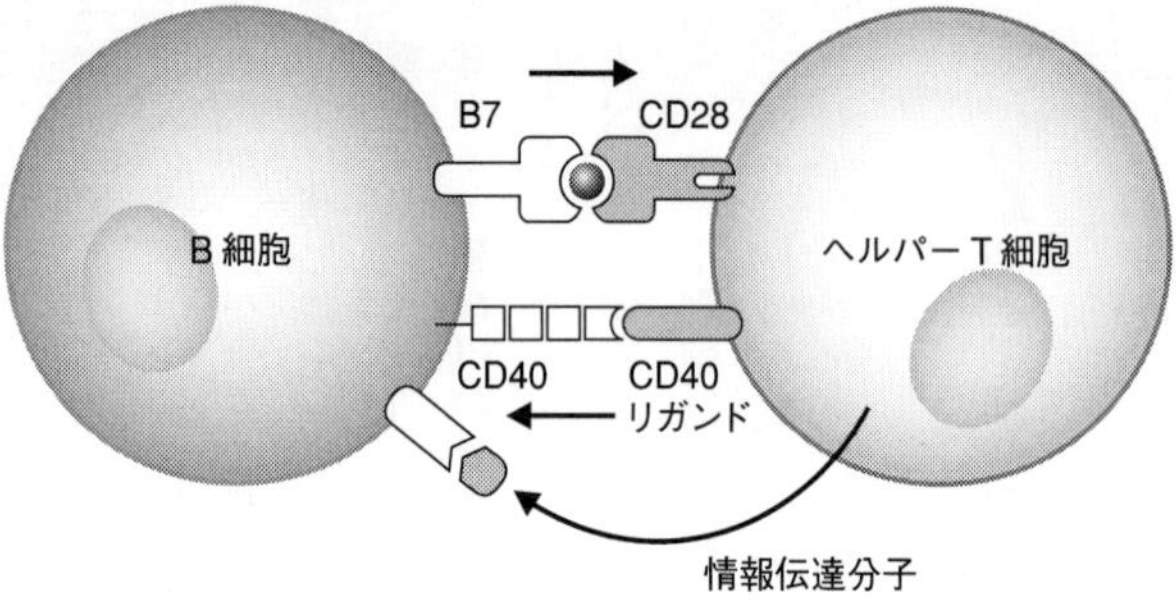

B細胞とヘルパーT細胞は接触して情報を受け渡しする

免疫機構の司令塔であるヘルパーT細胞は、偵察部隊のマクロファージに病原体の断片を見せられると、情報伝達分子を放出し、B細胞に病原体と戦う抗体を作れと指示を出す――。これが、これまで語ってきたモデルだ。このモデルは、ヘルパーT細胞とB細胞が距離をおいた離れた場所にあることを想定していた。

だが現代の免疫学が描く光景は、かなり異なる。実はヘルパーT細胞はB細胞と「接触」しなければ、情報伝達分子を放出できないことがわかったのだ。

接触する部分はT細胞にもB細胞にもそれぞれ二つある。B細胞の表面には「B7」と「CD40」という表面分子があり、ヘルパーT細胞の表面には「CD28」と「CD40リガンド」という表面分子がある。そして「B7―CD28」「CD40―CD40リガンド」という組み合わせで、二つの細胞は接触するのだ。

こうして二ヵ所でくっついたヘルパーT細胞とB細胞は、

情報を交換し合い、その後、ヘルパーT細胞は情報伝達分子をB細胞に放出する。実際にその光景を見た人は誰もいないが、むしろ情報伝達分子を「手渡す」といった方がより真実に近い光景なのかもしれない。

第9章　サイトカイン物語

長野泰一の「ウイルス抑制因子」の発見

一九九八年二月。研究一筋に歩んだ一人の科学者が逝った。長野泰一・元東京大学教授。世界で初めてインターフェロンを発見した偉大な研究者だ。「がんの特効薬か」と後に社会から大きな期待を集め続けたインターフェロンは、細胞と細胞の間を行き来する情報伝達分子（サイトカイン）の中で最も著名な分子。長野はその姿を世界で最初に捕らえた日本が誇る研究者である。

それは今から半世紀以上も前の一九四九年のこと。東大伝染病研究所の長野たちは、ウサギを使った実験中にウイルスの働きや増殖を抑制する物質を偶然、発見した。ウサギにワクシニア・ウイルス（天然痘の予防接種に使う種痘ウイルス）を感染させるとともに弱毒化したワクチンも与えたところ、ウイルスの活動が抑制される現象が数時間後に始まったのだ。

「なぜだろう」。生き物の体には、病原体が体に侵入すると免疫の営みによって病原体の働きを抑える抗体が作り出される。だからそのせいでウイルスの活動が抑制されたとしても不思議ではない。

しかし抗体が体の中でできる時期は早いもので病原体の侵入からおよそ三、四日後だ。抗体より、リアクションが明らかに早い。長野は「抗体のせいではない。新しい物質が働いているに違いない」と確信し、一九五四年に論文を発表する。彼はその中でウイルスの働きを抑制した新物質を「ウイルス抑制因子（Inhibitory Factor）」と命名した。

インターフェロンの登場

だが、この後、事態は予期せぬ方向へと展開する。一九五〇年代後半にいたって、英国のA・アイザックスとスイスのJ・リンデマンがニワトリの卵を使った実験で長野と同じ新物質を見つけ「インターフェロン」と命名したのだ。

彼らは、二種類のウイルスが細胞に感染した時、ウイルスが互いに干渉して増殖を妨げ合う現象を観察した。「干渉」は「インターフィア（interfere）」。これがインターフェロンの語源だ。インターフェロンという言葉は一気に広まり、それとともに「インターフェロンの発見者はアイ

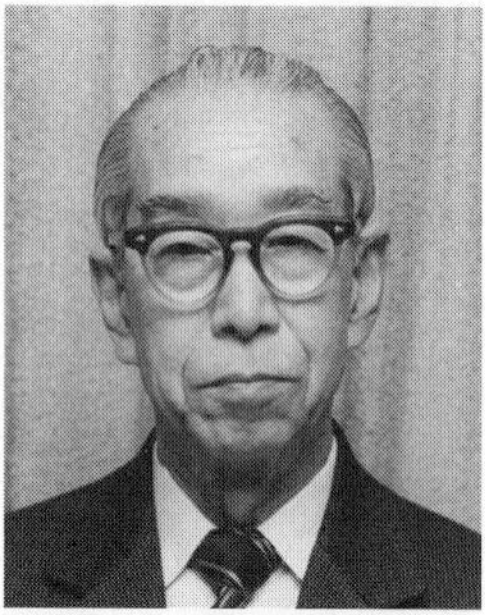

長野泰一・元東京大学教授

ザックスとリンデマン」という見解も世界の学界に定着してしまった。

日本の学界では「インターフェロンの最初の発見者は長野だ」とする見方が定説だ。だが世界ではそうではない。

どうして、こんなことになったのか。いくつか理由が語られている。一つはアイザックスらの名称の巧みさだ。インターフェロンという名称はウイルス抑制因子という名称より、わかりやすくもあり、ある種の高尚な響きもあった。だから支持が多く集まったのだろう。長野がウイルス抑制因子と命名した最初の論文は仏語で書いた論文だ。このため世界の医学関係者の目にとまりにくかった、あるいは無視された、という説もある。

もう一つ、長野の行った実験はウサギを使っていたため、抗体の影響を排除できなかった、という点も指摘されている。ウイルスの働きが鈍くなったのは、ウイルス抑制因子のせいなのか、それとも体の中で生じた抗体のせいなのか、厳密にはわからないという見方だ。

それに対し、アイザックスとリンデマンは抗体が関与しない実験系を作り、抗体の影響を完全に排除していた。だから「詰め」の面で彼らの研究成果が高く評価された、との見方である。

長野は東大教授を退官後、北里大学などを経て、岡山市の有力企業、林原に招かれて研究室を開設。九十歳を過ぎてもインターフェロンの抗がん効果の研究を続けたと伝えられる。長野が「発見」したインターフェロンは今、C型肝炎の治療薬として少なからぬ人の生命を救い続けている。

谷口、βインターフェロン遺伝子発見

インターフェロンの発見から四半世紀。ついにインターフェロンの遺伝子が突き止められる日がやってきた。分子生物学の進歩がもたらした遺伝子研究の粋を尽くして、インターフェロンの遺伝子を捕らえた気鋭の科学者が現れたのだ。一番乗りを果たしたのは、東京大学の谷口維紹《ただつぐ》、それに間髪を入れず新たな成果を発表したのは大阪大学の長田《ながた》重一《しげかず》だ。

日本が高度成長の道をまっしぐらに進んでいた一九七〇年代、谷口は、スイスのチューリヒ大学・分子生物学研究所のC・ワイスマンのもとに留学した。彼はそこで、当時、最新の学問といわれた分子生物学を貪欲に吸収し日本へ戻っていった。

インターフェロンにはα、β、γの三つのタイプがある。日本で癌研究会癌研究所の研究員となった谷口が狙いを定めたのは、このうちのβ型といわれるものだ。チューリヒ大学に留学した時にインターフェロンの魅力に引きつけられた谷口は、遺伝子ハンティングに没入し、仕事を家

庭に持ち帰りもした。当時住んでいた東京・練馬のアパートで妻の手を借りながらデータを分析、βインターフェロンに迫った。

こうして彼は、研究成果を一九七九年十二月、日本学士院紀要に発表し、世界に衝撃を走らせる。まだ三十代の若さだった。

間髪入れず長田がαインターフェロン

それからわずか三ヵ月後の一九八〇年三月、今度は谷口よりまだ若い長田がもう一つのインターフェロンを捕まえたことを英科学誌ネイチャーで明らかにした。東大の医科学研究所を離れワイスマンのもとへいった長田は、そこで師と一緒にαインターフェロンの遺伝子発見に果敢に挑戦、αインターフェロンの遺伝子の単離に成功したのだった。

長田は、分離した遺伝子を遺伝子工学の手法で、大腸菌に組み込んだ。すると大腸菌が作り出したたんぱく質は、ウイルスの活動を抑え込んだ。その遺伝子が本当にインターフェロンの遺伝子であることの見事な証明である。

長田によると、大腸菌が作り出したインターフェロンの抗ウイルス作用を初めて見たのは一九七九年十二月二十四日のクリスマス・イブのこと。クリスマス休暇を取ってスキー場へ出かけていたボスのワイスマンは、長田の知らせに電話の向こうで「ファンタスティック」と叫び、急いで研究室へ戻ってきた。

読者は第1章で、石坂が大雪の元旦に大学に向かおうとしたことを覚えておいでだろうか。インターフェロンの遺伝子ハンティングに没頭していた長田にとってもまた、クリスマス休暇は眼中にない些事だったといえるだろう。

ただ、科学の歴史に刻まれた記録は一人歩きをして、巧まざるいたずらをすることがある。過去の経緯をあまり知らない研究者が、論文を引用するため谷口と長田の論文の発表時期を調べたとしよう。すると谷口の論文発表は一九七九年、長田の論文発表は一九八〇年と記載されている。二人の論文発表のタイミングは本当はわずか三ヵ月の差しかないのに、一年の差という印象を与えてしまいがちだ。長田には少々、残念な結果である。

師弟三人で共同論文

ワイスマンと谷口、長田の師弟三人は一九八〇年六月十九日付のネイチャーに一つの論文を執筆した。

彼らは、谷口が標的としたβインターフェロンと長田の標的だったαインターフェロンの遺伝子の配列を解読した。すると双方の遺伝子の姿は非常によく似ていた。両者はいわば兄弟だったのだ。彼らは二つのインターフェロンがファミリーを形成している、と論文で結論づけた。「ワイスマン・ファミリー」が「インターフェロン・ファミリー」を突き止めた、という落ちのいい話といえようか。後に、ファミリーには「三男」のγインターフェロンもあることが判明する。

谷口と長田はワイスマン門下でともに育った良きライバルだ。才気に富む研究者は一人だけでも輝く。しかしライバルが互いに刺激し合えば彼らはもっと輝く。科学の世界で目にする「互いに競い輝き合う」ケースを、谷口と長田の二人に見ることができる。

と同時に私たちはチューリヒ大学のワイスマンにも感謝をしたい。日本の二人の有能な若手研究者に、最新の分子生物学の成果を惜しみなく与え、彼らに遺伝子の構造を解明する高度な「遺伝子クローニング」技術を伝授したのは彼だったからだ。そのおかげで二人はインターフェロンの遺伝子を突き止めることができたのだ。

長田と谷口の凄《すご》さは、彼らがインターフェロンの発見後も生命科学の世界で光を放ち続けていることだろう。

長田はチューリヒ大学から帰国後、東大医科学研究所を経て、大阪バイオサイエンス研究所の研究部長に就任。この間に、顆粒球コロニー刺激因子（G－CSF）の遺伝子や細胞に自殺（アポトーシス）を促す「Fas」遺伝子を発見し遺伝子の分離にも成功するなど、ノーベル賞級の成果を上げ大阪大学の教授に転じた。

谷口の関心は、情報伝達分子のインターロイキン2（ＩＬ2）に向かった。谷口がＩＬ2の遺伝子の構造を突き止めたのはβインターフェロンの発表からまもない四年後のこと。短期間に傑出した成果を上げた谷口は翌年の一九八四年、阪大に招かれ教授に就いた。まだ三十六歳という若手教授の誕生である。偉才にはスカウトの誘いが多い。谷口は、その後、請われて東大の教授となった。

長田と谷口は二〇〇〇年六月、学術の分野で優れた業績を上げたとして日本学士院賞を贈られた。

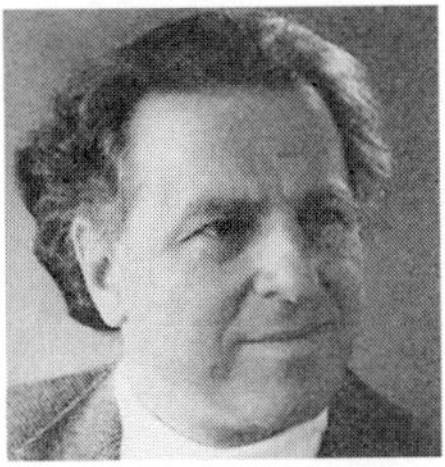
C・ワイスマン博士

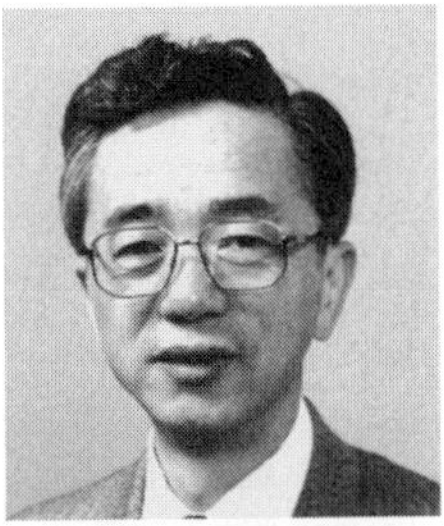
谷口維紹・東大教授

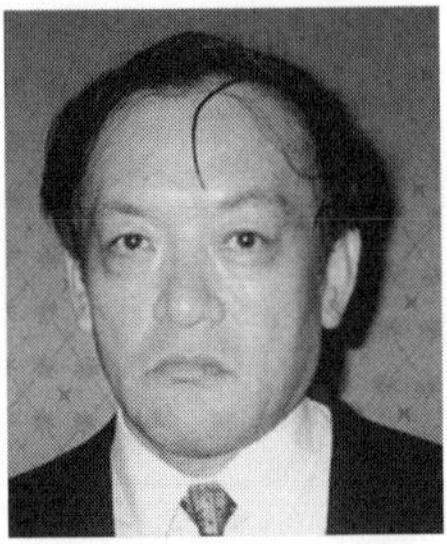
長田重一・阪大教授

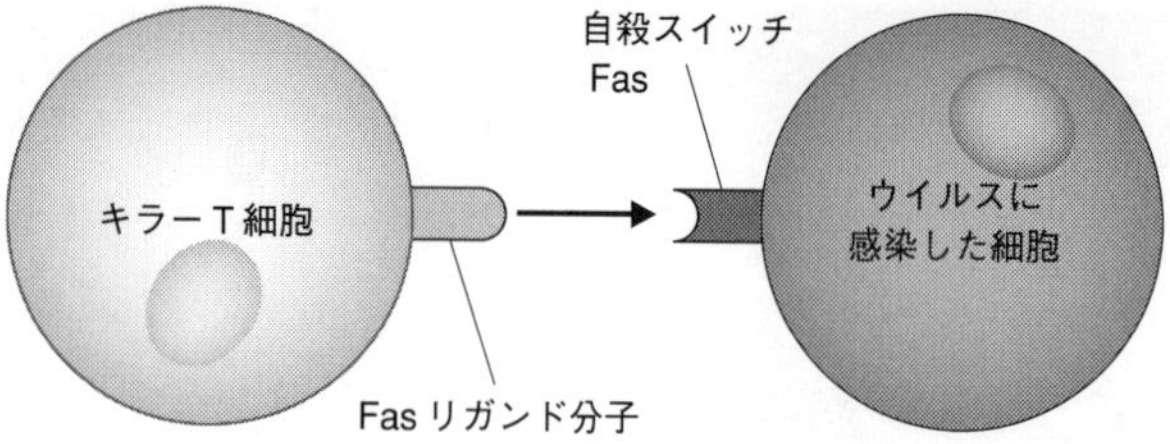

キラーT細胞がウイルス感染細胞に自殺を促す仕組み

自殺スイッチＦａｓの秘密

長田が発見した細胞に死を命じるたんぱく質といわれる「Ｆａｓ」のことをここで語っておこう。Ｆａｓはいわば細胞の自殺スイッチ。Ｆａｓの遺伝子が読み解かれると人間の細胞の上に自殺スイッチが現れる。そして、それにＦａｓリガンドという分子が結びついた時、スイッチはオンになり細胞は自殺を始める。

免疫の殺戮細胞と呼ばれるキラーT細胞は、ウイルスに感染した細胞を殺す役割を担っている。実は、殺すべき細胞を見つけた時、キラーT細胞がその細胞に向かって放出するのはＦａｓリガンド分子。キラーT細胞は厳密には、細胞を殺していたのではなく、細胞に自殺を促していたのだった。

もし自殺機構のどこかに異常があると、生き物の体には大変なことが起きる。ウイルスに冒された細胞が自殺せず、増殖を重ねる危険が生じる。がん細胞がとめどなく増殖を続けるのも、自殺のメカニズムが働いていないせいだ。がんで自殺機構が働かないのは「p53」というがん抑制遺伝子に変異が起きたせいである。

長田がFasやFasリガンドの遺伝子を突き止めたのは一九九〇年代初期のこと。これを機にアポトーシスの研究は一気に進展し、生命科学の一大分野を形成した。

免疫からのアプローチ

細胞と細胞の間の情報伝達を担う情報伝達分子の姿は、ウイルス学だけでなく免疫学や血液学の分野でも捕らえられていた。謎の分子に迫る科学者たちの営みは、異なる領域でそれぞれ別個に進んでいたのだ。

まずは免疫の分野から話を始めよう。一九六八年、米ハーバード大学のB・ブルームは「マクロファージの遊走阻止因子を発見した」と報告した。

彼はこんな実験をした。まず結核菌を感染させたモルモットの腹部から体液を採取する。次に体液の中に含まれるマクロファージなどの免疫細胞をシャーレの中で培養すると、培養液の中からマクロファージが扇状にはい出してくる。結核菌と戦うために現れたのである。

ここまでは何の不思議もない現象だ。だが、ここでシャーレの培養細胞の塊にツベルクリン液

（ツベルクリン検査で使う死んだ結核菌の細胞壁を溶かした液体）をかけてみる。するとマクロファージの動きは止まってしまった。

メカニズムは判然とはしない。しかしブルームは、ある種の細胞からマクロファージの遊走を阻止する分子が出ていると見て、これを「マクロファージ遊走阻止因子（ＭＩＦ）」と名付けた。ただしＭＩＦは結局、一つの分子としては見つけられなかった。いくつかの情報伝達分子が連動して働いた結果、マクロファージの動きが抑制されたのだ、と今では説明されている。

胸腺細胞を分裂・増殖させる分子も

一九六〇年代には胸腺の細胞を分裂・増殖させる情報伝達分子が報告された。発見者は米国のゲーリーとワクスマン。彼らは結核菌を感染させたモルモットからリンパ球を採取し、それにツベルクリン液をかけた後、上澄み液を胸腺の細胞に与えてみた。すると細胞は活発に分裂・増殖を始めた。

現代では、この分子はマクロファージが主に作るインターロイキン１（ＩＬ１）とＩＬ６だと考えられている。ワクスマンの父親は結核菌の働きを抑制する抗生物質、ストレプトマイシンを発見したことでも有名だ。

米ペンシルベニア大学のノエルは、ある種の豆から採取した「マイトージェン」という物質でリンパ球を刺激すると、リンパ球が分裂・増殖する現象を見つけた。マイトージェン自体は情報伝達分子ではない。しかし、この物質の刺激を受けたリンパ球やマクロファージが、リンパ球の増殖を促す分子を分泌していた、というのが後に固まった定説である。

B細胞とT細胞にもメス

免疫の主役を担うB細胞とT細胞の相互作用にもメスが入っていった。現代の私たちが知るように、B細胞はT細胞が放出する情報伝達分子の働きかけで、外敵と戦う抗体を作り出す。当時の研究者たちも、B細胞とT細胞のはざまに何かがあると感じ、その捕捉に乗り出していた。

米ワシントンで第一回国際免疫学会が開かれたのは一九七一年のこと。そこで米カリフォルニア大のR・ダットンは「T細胞を培養した培養液の上澄み液をB細胞に与えると、B細胞が抗体を作り出す働きが向上する」と報告した。

一九七二年にはドイツのA・シュンプルが「T細胞の培養液の上澄み液にはB細胞に抗体を作らせる作用がある。T細胞の培養液にはT細胞の働きを代替する働きがある」と発表した。二人の成果は、T細胞がB細胞に影響を及ぼす何らかの分子を出していることを示したものだった。

また第1章で語ったように、その頃、米ジョンズ・ホプキンス大学の石坂研究室にいた筆者の岸本はアレルギーの研究を通じて、情報伝達分子に迫っていた。

評価されなかった情報伝達分子

しかし一連の研究成果は免疫の世界では高くは評価されなかった。なぜなら、こうした働きをする情報伝達分子の実体が把握されていなかったからだ。

世界で最初にサイトカインの遺伝子の構造が定まったのはインターフェロン。谷口と長田、ワイスマンらが一九七九年から八〇年にかけて上げた成果だ。

だが、それまでは情報伝達分子は免疫の世界では実体のないあやふやな存在でしかなく、インターフェロンでさえも「免疫とは無関係にウイルスの活動を抑え込む分子」と少なからぬ研究者に思われていた。

情報伝達分子が冷たい扱いを受けたのは、もう一つ重大な理由がある。それは、情報伝達分子の営みが「特異的」ではないという点である。「特異的」という言葉は免疫学のキーワードで、「ある特定のグループやものにのみ働く」という意味である。したがって、情報伝達分子が特異的でないとしたら、つまり「非特異的」であるなら、「そもそも情報伝達分子は免疫学の対象となりうるのか」という根源的な疑問がわいてくる。実際、ほとんどすべての研究者がそう考えたのだった。

情報伝達分子が登場するまで、免疫学が取り扱ってきたのはことごとく特異的な現象だった。だから研究者たちは、その枠から外れた「非特異的」な分子を免疫学の対象とは認めたくなかったのである。

襲う相手は一つ

といっても、「特異的か否か」という免疫の世界特有の議論は、一般の読者にはわかりにくいかもしれない。もう少し説明を試みよう。

例えば、あなたがインフルエンザ・ウイルスに感染したとしよう。すると体内では、ウイルスを免疫の偵察部隊、マクロファージが捕らえてヘルパーT細胞に見せ、ヘルパーT細胞は情報伝達分子を放出してB細胞にウイルスと戦う抗体を作るよう指令を与える。

こうして誕生した抗体はウイルスに襲いかかる。ここで大切なのは、この抗体は他のウイルスには見向きもしないし、できないということだ。ウイルスの侵入によって誕生した抗体は、誕生の原因となった抗原、つまりインフルエンザ・ウイルスしか襲えない。他の病原菌やウイルスと

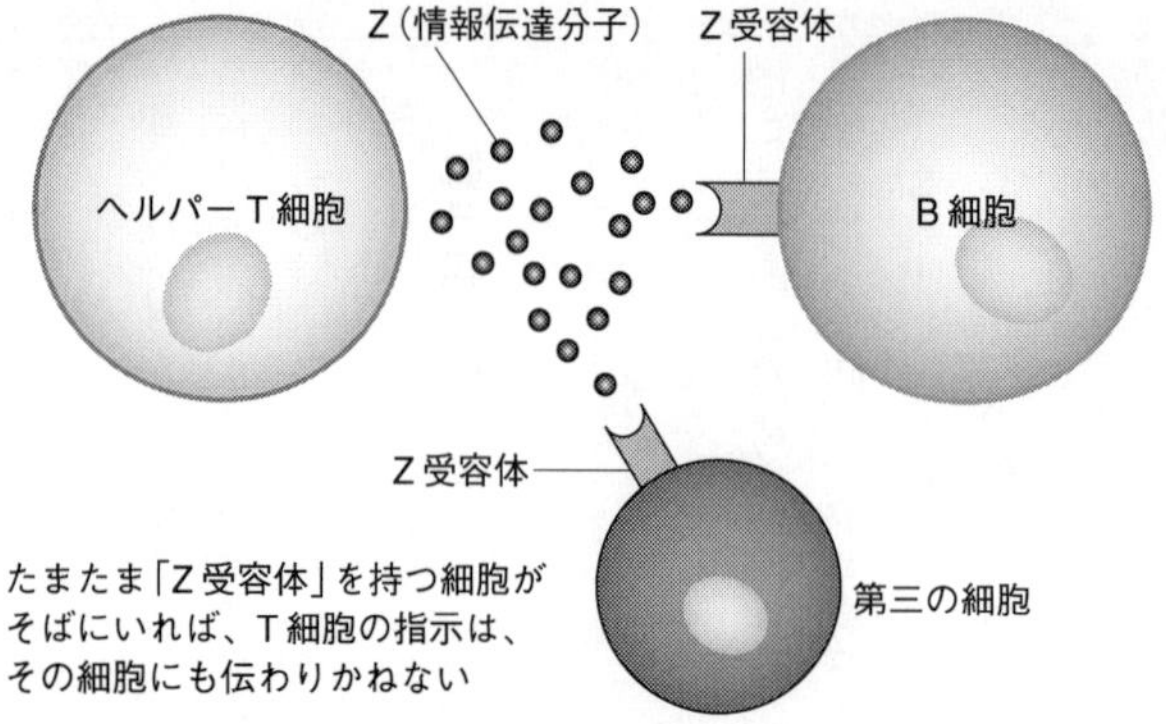

情報伝達分子が「非特異的」であれば……

は全く無関係なのである。襲う相手は一つ、相手は最初から決まっている。これを免疫の世界では「特異的」と表現する。

免疫学という学問でそれまで観察されてきた現象はすべて、こうした特異的な現象だった。そして、こんな時代は百年以上も続いた。その結果、研究者の頭の中には動かしがたい信念が生まれた。「免疫の世界で見られる現象はすべて特異的な現象である」「だから特異的でない営みは免疫とは無関係であり、学問の対象とはなりえない」と——。

いかがだろうか。一九七〇年代後半まで免疫学の世界では、特異的でない現象はあってはならないことだったのだ。

ところがサイトカインという情報伝達分子はそうではなかった。あなたがインフルエンザ・ウイルスに感染した際に、体の中でできる情報伝達分子は、もちろんウイルスと戦う抗体を作るようB細胞に指示は与えている。しかしインフルエンザとは全く無関係な細胞が近くにいれば、その細胞に信号を与えることができた。

どうしたことか。情報伝達分子と結びつくレセプター（受容体）が、いろんな細胞の上にあったからだ。

例えばインフルエンザ・ウイルスの侵入に対応するため、「Z」という情報伝達分子をヘルパーT細胞が放出したとしよう。ZはB細胞の表面にある「Z受容体」と結びつき、ウイルスと戦う抗体を生産させる。

だが、もし、このB細胞の近くにZ受容体を持つ第三の細胞がいれば、Zという情報伝達分子はこちらのZ受容体と結びつき、細胞に指令を与えてしまう。これがサイトカインが「非特異的」な振る舞いをする理由だった。

「特異性」の呪縛

非特異的な振る舞いをする情報伝達分子の典型は、インターロイキン6（IL6）とTNF（腫瘍壊死因子）の二つだろう。

後で詳しく語るように、IL6は最初、B細胞を刺激し抗体の生産を促す役割を果たす分子として発見された。だがＩＬ６は本当は、両手の指で数えられないほど多くの役割を体のいろんな場所で果たしていた。例えばＩＬ６は出血した時に血液を固める血小板を作らせる。これは人体にはいいことだ。だがＩＬ６は悪さもする。人体に発熱をもたらすし、慢性関節リウマチにも深く関わっていた。

ＴＮＦは文字通り、腫瘍、つまりがんを殺す分子として発見された。だがＴＮＦには、強い炎症を起こしたり、ある種のショック死をもたらすという、もっといろんな働きがあった。

情報伝達分子やそれと結びつく受容体の存在が遺伝子レベルで確認されるのは一九八〇年代に入ってからだ。それまでは、情報伝達分子に興味を持つ研究者たちには辛い時代が続いた。学会で研究成果を発表しても「これは特異的なものですか」という意地悪な問いかけを受けることもあった。特異的という言葉に学界が呪縛されていた時代だったともいえるだろう。

血液学でも情報伝達分子

次に、目を血液学の方に転じよう。情報伝達分子は一九五〇年代に血液学の分野でも捉えられた。現代では血液細胞を増殖させる働きを持つ分子として知られる「ＣＳＦ（コロニー刺激因子）」の発見である。

まずイスラエルのレオ・サックスがこんな報告をした。彼はネズミの骨髄から血液細胞を取り出し、寒天の上でコロニー（細胞の集団・群体）に生長させた。そして彼はその過程でコロニーができるためにはある種の分子が必要であることを突き止め、その分子を「MGI」と命名した。

それからしばらく後、オーストラリアのウォルター・アンド・エリザ・ホール医学研究所のD・メトカーフがほぼ同種の実験を試みた。ネズミの骨髄組織から取ってきた血液細胞を寒天の上でコロニーに増殖させようというのである。

彼は、その際、寒天の中に、ネズミの胎児から採取した繊維芽《せんいが》細胞や、骨髄の支持細胞を加えておいた。すると狙い通り、血液細胞はコロニーへと生長した。逆に寒天にこれらの細胞を加えておかない場合はコロニーはできなかった。そこで彼は「繊維芽細胞や骨髄支持細胞は血液細胞を増やす分子を作っている」と判断し、この分子を「CSF」と名付けた。「コロニーを刺激して増やすファクター」という意の言葉だ。

ちなみにメトカーフが属した研究所はオーストラリアの免疫研究の中核といわれたほど一流科学者が顔をそろえていた。

当時の研究所長は「クローン選択説」を提唱したF・バーネット。またT細胞を発見したジャック・ミラーや、バーネットの後に三十代の若さで所長に就いたG・ノッサルもいた。メトカーフ、ミラー、ノッサルはシドニー大学医学部の同級生。彼らは互いに刺激し合い光り輝く仲間でもあった。

メトカーフ、CSFを発見

メトカーフは一九六〇年代から一九七〇年代にかけ、さらに研究を続けた。そして寒天に加える分子によりコロニーの性質が違ってくることを突き止める。まずマクロファージだけの集団となる場合、次に白血球（顆粒球）だけの集団となる場合、そしてマクロファージと白血球が混ざった集団となる場合の三ケースだ。

そこで彼は、これら三つのケースに対応した分子を「M―CSF（マクロファージ・コロニー刺激因子）」、「G―CSF（顆粒球コロニー刺激因子）」、「GM―CSF（顆粒球マクロファージ・コロニー刺激因子）」と命名した。それぞれの分子は文字通り、マクロファージを増やしたり、白血球を増やしたり、どちらをも増やす働きを持つ情報伝達分子である。

レオ・サックスとメトカーフの研究成果は学界でどちらが高い評価を得たのだろうか。「CSF」という名前を歴史に残したメトカーフである。

なぜ後発ともいえるメトカーフに多くの支持が集まったのか。一つの理由にはここでも命名の巧みさがあげられる。

「コロニーを刺激して増やす」という意味のCSFは現象そのものをイメージしやすく、わかりやすい。そして何よりも、研究成果の深みと広がりの面で、メトカーフの方に軍配があがるのである。

レオ・サックスは確かに血液細胞を刺激して増殖させる情報伝達分子を見つけはしたが、その中にはいくつか役割が異なるものがあることは突き止めていない。それに対し、メトカーフは血液細胞の情報伝達分子の働きを詳細に突き止め、三つに分類する成果を上げた。

二人が競い合った時代にレオ・サックスの母国のイスラエルは、数度にわたり中東戦争を戦っている。彼の研究にも少なからぬ影響が及んだことだろう。不運としかいいようがない。

一九六〇年代に入っても情報伝達分子の研究は、なおウイルス学はウイルス学で、血液学は血液学で、免疫学は免疫学でというようにそれぞれの分野で独自に進められた。こうした個別の流れが合流して、大きな潮流となるのはもうしばらく時間の経過を待たねばならない。

赤血球増多因子を捕捉

一九七〇年代半ば、大切な「宝物」を携えて日本を離れようとしている研究者がいた。熊本大学の宮家《みやけ》隆次。再生不良性貧血の患者の尿を携えて、彼は米国のシカゴ大学のE・ゴールドワッサーのもとへ向かおうとしていた。

宮家はどうして、こんな風変わりな行動を思い立ったのか。実は貧血患者の尿の中には、血液の赤血球を増やしてくれる分子が大量にある。そこで、宮家はこの分野の第一人者、ゴールドワッサーのもとでこれを精製しようと考えた。この分子こそ、今、大型バイオ医薬「赤血球増多因子（エリスロポエチン＝EPO）」として知られる情報伝達分子である。

ヘモグロビンを使って酸素を体の隅々に運んでくれる赤血球は、人間の生命の営みに欠かせない。そして世界の研究者は二十世紀早々には、赤血球を増やす働きがある液性の分子が生き物の体内に存在することに気付いていた。貧血状態のウサギから血液を採取し、その血清（血液の中の液体成分）を他のウサギに注射したところ、赤血球が増加するという現象が観察されていたからだ。

なぜ、こんなことが起きるのか。生き物を低酸素状態にすると、生き物はその状態から何とかして脱却しようと試みる。その主要な手段が赤血球増多因子を分泌して、体内の赤血球を増やすという生体の営みなのである。

赤血球増多因子は腎臓で作られる分子だ。だから、腎臓の調子が悪く腎透析を受けている人は大変だ。体の中でできる有害な物質を除去する腎臓の主要な働きは腎透析で代替することができる。しかし、赤血球増多因子は腎透析を受けてもできはしない。腎透析患者にとって赤血球増多因子の欠乏により起きる貧血は長年にわたり、大きな苦痛だった。

宮家がゴールドワッサーを訪ねた甲斐はあった。彼らは一九七七年、尿の中から赤血球増多因子を抽出、精製することに成功した。

米アムジェンの成功

だが、この後、彼らには数奇な運命が待ち構えていた。赤血球増多因子が巨大な医薬となると見た有力ベンチャー二社が、赤血球増多因子の精製に成功した二人に接近、ゴールドワッサーと宮家は袂《たもと》を分かつことになるからだ。

ここで登場するのはバイオ分野で輝かしい成功を収めた代表的なベンチャーとして語り継がれる米アムジェン、そして同社と争った米ジェネティクス・インスティテュートだ。ゴールドワッサーはアムジェンと共同で、宮家はジェネティクスと一緒に、赤血球増多因子の商業化をにらんだ研究を開始した。

アムジェンは遺伝子組み換えの手法で赤血球増多因子を生産する時に不可欠な中間物質の遺伝子を突き止めて配列を解読し、これを特許に申請。一方、ジェネティクスは天然の赤血球増多因子のたんぱく質をより正確に精製し、たんぱく質そのものを特許として出願する戦術を採用した。

両社は一九八七年から足かけ五年にわたる特許係争へと突入した。そして米国で最後に勝利を収めたのはアムジェンだった。一九九一年十月八日、米最高裁はジェネティクスの上告を棄却する形で赤血球増多因子の基本特許はアムジェンが有している、と認めるに至った。アムジェンは一九八八年に赤血球増多因子を貧血治療薬として販売し、アメリカン・サクセスの階段を上り始めた。

アムジェンとジェネティクスはともに一九八〇年の創業。わずか十人足らずのスタッフで第一歩を踏み出したアムジェンの二〇〇六年の年間売上高は百四十二億六千八百万ドルに達した。彼らは創業から約八年間、売り上げはなく赤字に耐え続けた。そうした苦難の末に勝ち取った成功である。一方、ジェネティクスはその後、米医薬品大手のアメリカン・ホーム・プロダクツに買収され両社は明暗をわけた。

赤血球増多因子は、遺伝子工学の手法で作られた医薬として大きな市場を形成した代表的な医薬となった。遺伝子創薬史というものがあるとすれば、間違いなく歴史に名を刻まれるべきバイオ医薬である。

赤血球増やして好記録

ちなみに赤血球増多因子については、もう一つエピソードがある。最近、マラソンなどの陸上競技の選手は、競技前に、高地に出向きトレーニングをすることが多くなった。

これは赤血球増多因子を体内で多く作り出し、実際の競技でいい記録を出すのを狙った行為だ。空気の薄い、つまり酸素が少ない高地で体を酷使すれば、体は酸素をもっと体に取り込もうと赤血球増多因子を増やそうとする。こうして、赤血球を増やした彼らは、競技に臨むのである。

だが、高地トレーニングをする代わりに最近では、ごく一部の選手が赤血球増多因子を注射するようになったともささやかれる。ある種のドーピング行為といえるだろう。

しかし、このドーピングを試みた人には死者も出たと伝えられている。赤血球が多くなりすぎて血管が詰まったのが原因である。因果応報。不正な行為には報いがある、ということなのだろうか。

G－CSFの発見

赤血球増多因子（EPO）を語ったとなると、顆粒球コロニー刺激因子（G－CSF）も避けて通れない。G－CSFもEPO同様、医薬史を華麗に彩る情報伝達分子である。

一九八二年、東大医科学研究所に助手として復帰した長田は、入学試験の試験監督を命じられ駒場キャンパスに出向いた時、医科研の先輩の浅野茂隆から共同研究をしないかと声をかけられた。浅野は多くのCSF（コロニー刺激因子）を突き止めたオーストラリアのメトカーフのもとで学んだ血液学のプロフェッショナルだ。

ある肺がん患者の体内で顆粒球などの白血球が顕著に増えているのに興味を覚えた浅野たちは、研究を進め、その肺がん細胞が白血球を作らせる情報伝達分子を分泌していることを突き止めた。私たちが今、G－CSFと呼ぶ情報伝達分子である。

だがG－CSFの遺伝子を単離し、その配列を解読する作業は難航が予想された。そこで彼らはインターフェロンの捕捉で実力を発揮した長田に協力を求めたのだ。共同研究には中外製薬も加わった。長田は期待に応え、G－CSFの遺伝子を分離し配列を読み解いた。彼らは一九八六年に一連の成果を英科学誌ネイチャーに発表する。

しかしライバルはどこにいるかわからない。実は、その頃、米国のスローン・ケタリングがん研究所のM・ムーアやアムジェンのL・スーザのグループが全く同じ研究をし、論文も執筆していたのだ。彼らの研究成果は長田たちの発表から約二ヵ月後に、米科学誌サイエンスに掲載された。

ここで、米国の研究チームにアムジェンの研究者が名前を連ねている点に注目願いたい。アムジェンは赤血球増多因子だけでなくG－CSFの研究も手がけていたのだった。

学術研究の面で二つのグループが競合したG－CSFは、医薬として製品化する段階でも競合が起きた。日本では一九九一年、G－CSFの販売が始まった。発売したのは中外製薬、それと米アムジェンと提携していたキリンビールだった。

G－CSFは今では、がんの治療に欠かせない貴重な医薬となっている。がん治療では化学療法や放射線療法を実施する。放射線療法は、患者のがん組織を放射線のエネルギーで消滅・縮小させる治療、化学療法は抗がん剤を投与する治療であり、ともに体内では副作用で白血球が減少する。

しかし、G－CSFを投与すれば、減少した顆粒球などの白血球を回復させることができる。だから、かなり思い切った化学療法や放射線療法が可能になり、患者の生命を救う可能性も高まる。

また末梢血幹細胞移植でもG－CSFが使われていることは、すでに第6章の《臍帯血移植と末梢血幹細胞移植》の節で紹介した。G－CSFを体内に注入すると、通常は骨髄の中にとどまっている造血幹細胞を末端の血管に追い出すことができるのだ。

副作用なく医薬に

数ある情報伝達分子の中から、赤血球増多因子（EPO）と顆粒球コロニー刺激因子（G－CSF）が医薬として使われ始めたのには理由がある。それは、これら二つの情報伝達分子が、人間の生命のシステムでは最も末端で使われている分子で、副作用が起きる可能性が小さかったことだ。

例えばEPOと結びつく受容体は未熟な赤血球の表面にしかない。他の細胞の上にはEPOと結合する受容体は存在しない。それと同様、G－CSFを受け入れる受容体は、G－CSFが働くべき細胞の表面にしか存在しない。このため、よもやの間違いが起きる可能性は皆無に近い。だからこそ私たちは今、安心してEPOとG－CSFを医薬として使うことができる。

しばらく前の《「特異性」の呪縛》で説明したように、サイトカインと呼ばれる情報伝達分子の多くは「非特異的」で、体のいろんな場所で多彩な働きをし、時には悪さもする。多彩な営みをする情報伝達分子は、医療の観点で見ると、副作用が多くて医薬としては使いにくい。しかしEPOとG―CSFは例外的な分子だったといえるだろう。

これらの情報伝達分子は、血液に欠かせない赤血球や、白血球の仲間の顆粒球を作る、という点で造血因子と呼ばれることもある。造血因子は血液分野の情報伝達分子の別名である。

これら造血因子の研究では、多くの日本の研究者の活躍が目立った。まず米国へ旅立ち、EPOの精製に成功した宮家隆次。G―CSFを捕らえた浅野茂隆と長田重一。大きな医薬に成長した造血因子の分野で、日本の科学者は多くの貢献をし、秀逸な成果を上げたことをここでは指摘しておきたい。

第10章　インターロイキン物語

高月清が成人T細胞白血病を発見

一九七〇年代前半、京都大学の高月清は非常に珍しい白血病を国内で発見した。白血病は、リンパ球や顆粒球などの異常で起きる血液のがん。急性リンパ球性白血病はたいていの場合、子供がかかり、異常が起きるのはBリンパ球（B細胞）の方だ。だが、この病気はTリンパ球（T細胞）の異常が起きる珍しい白血病で、しかも四十歳以上の成人で起きやすいという特徴もあった。そこで高月は、この病気を成人T細胞白血病（ATL）と命名。一九七七年、一連の研究成果をまとめた論文を発表した。

高月の成人T細胞白血病発見には、興味深いエピソードが語り継がれている。高月が京大で患者を診察した時、彼は患者が京都周辺にあまり見られない顔つきであるように思い、出身地を尋ねたという。すると患者の多くは、九州や四国、沖縄の地名をあげた。

偶然だったのか、必然だったのか、こうして新しい病気と西日本の関連に興味を持った高月は、その後、熊本大学に教授として赴任する。そして彼は、そこで、京都で発見した病気にかかった人を何人も目の当たりにする。想像通り、この病気は、地域と深く関わる病気だったのだ。

後にATLはウイルスによってもたらされた血液のがんであることを京大の日沼頼夫が突き止め、医学界は騒然となった。一九八一年のことだ。日沼は、このウイルスをATLにちなんでATLV（成人T細胞白血病ウイルス）と名付けた。

だが、ここで強力なライバルが現れる。米国のR・ギャロだ。ギャロといえばのちにフランスのパスツール研究所のL・モンタニエとエイズウイルス（HIV）の発見を競ったことで知られる著名な研究者だが、それ以外にも大きな研究成果を上げている。

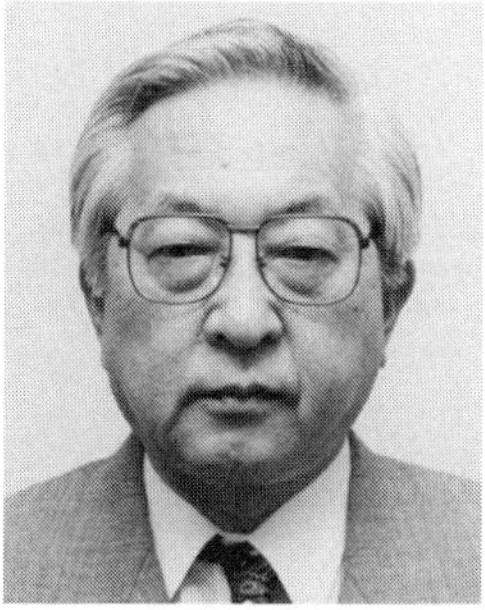
高月清・熊本大学名誉教授

実はギャロは、高月が日本でATL患者に出会ったのとほぼ同じ時期に「セザリー症候群（皮膚T細胞リンパ腫の一種）」と呼ばれる病気にかかった患者をカリブ海で見つけた。彼は、この病気がウイルスの感染で起きると主張。そのウイルスを「ヒトT細胞白血病ウイルス（HTLV）」と命名したのだった。

ギャロ「TCGF」を発見

ギャロはサイトカインの発見でも大きな足跡を残した。後にインターロイキン2（IL2）と呼ばれる「T細胞増殖因子（TCGF）」を突き止めたのだ。

ギャロはセザリー症候群と呼んだ病気がウイルスで起きると主張したものの、彼の説を信じる研究者は少なかった。そこで彼は自説を証明する実験を開始した。白血病の患者から異常が起きたT細胞を抽出し、当時、リンパ球を分裂・増殖させる分子と信じられていた「マイトージェン」で刺激する実験だ。ギャロの狙いは異常なT細胞の量を増やした上で、T細胞の中に潜んでいるウイルスを捕らえることにあった。

だが意外な結果が生じた。一ヵ月後、試験管の中で確かにT細胞は増殖していた。しかし、そうして増殖したT細胞は、異常なT細胞ではなく、正常なT細胞だった。ギャロの思惑は外れた。

しかし、これはこれで「T細胞は、自分自身や自分の仲間のT細胞を増殖させる分子を作っている」ことを明らかにした重要な発見だ。ギャロは、これを「TCGF」と命名する。「TCG

F」は「T Cell Growth Factor」の頭文字から作った言葉。「T細胞増殖因子」という意である。

名称統一へ国際会議

ギャロが「TCGF」を発見した頃、生命科学の世界はある種の興奮に見舞われていた。いろいろな分野で新物質を発見したという報告が相次いだせいだ。

と同時にそれは少なからぬ混乱も引き起こした。発見者たちは、自分の研究成果のプライオリティーを主張しようと新物質に独自の名前を付けた。その結果、実は正体は同じと見られる物質が、異なる名前で呼ばれるという面倒な事態が生じてしまった。

一九七九年にスイスで開催された国際会議は、こうした混乱を収拾し、言葉遣いを統一することを目的とした会議だった。そこでは、免疫を調節する情報伝達分子をインターロイキンと呼ぶことが決まった。

免疫の情報伝達分子は白血球と白血球の間の情報伝達を担っている。そこで第4章の《情報伝達分子、続々と登場》でふれたように、「白血球の間をつなぐ」という意味を持つ「インターロイキン」という言葉が誕生したのだった。

ここで定まった名前は二つ。まずインターロイキン1（ＩＬ1）。それまで免疫の偵察部隊、マクロファージが放出し、Ｔリンパ球を増やすと報告されていた情報伝達分子だ。次がインターロイキン2（ＩＬ2）で、Ｔ細胞が作り出す情報伝達分子はそう名付けようという合意もできあがった。

ルールは簡単。マクロファージが放出する分子はＩＬ1、Ｔ細胞が放出する分子はＩＬ2。情報伝達分子がどの細胞で生まれたか、で番号を割り当てたわけだ。ギャロが発見したＴＣＧＦも、この会議以降、ＩＬ2と呼ばれるようになった。

ギャロとメトカーフの不運

だがギャロはこの決定に不満だった。彼は、この後もＩＬ2という名称を使うことはなく、自分が命名したＴＣＧＦを使い続けた。自分がこの情報伝達分子の第一発見者であるという強烈な自負の表れである。

ギャロ以外にも新名称のインターロイキンに飲み込まれた研究者はいた。オーストラリアのメトカーフだ。

スイスで開かれた国際会議からしばらく後、米国のＪ・アイリーが、骨髄の造血系組織を刺激する情報伝達分子を見つけ、それをＩＬ３と名付け発表する。会議でＩＬ１とＩＬ２が「誕生」し、これでしばらくは新しい情報伝達分子は登場しないだろう、と関係者が安堵感に浸っていた時期のことだ。

実はアイリーが報告した情報伝達分子は、既にメトカーフが命名していたＣＳＦの一つ、「Multi－ＣＳＦ（多機能コロニー刺激因子）」と同じものだった。これはマクロファージや赤血球、白血球などの多彩なコロニーを同時に作る働きを持つ情報伝達分子である。

だが時の勢いはアイリーに味方した。Multi－ＣＳＦより遅れて登場したＩＬ３に結果的に多くの支持が集まってしまったのだ。誕生したばかりの「インターロイキン」という概念が「大樹」になると見て、ＩＬ３と命名したアイリーに先見の明があったということなのだろうか。メトカーフには釈然としない思いが残ったことだろう。

ＩＬ２遺伝子の解明

インターフェロンからＩＬ３へと至る一連の情報伝達分子の発見は、免疫の世界に新しいタイプの研究者を呼び込むきっかけを作った。科学の要求は限りない。サイトカインという情報伝達分子を発見した後には、その分子の設計図である遺伝子を捕らえ、遺伝子の構造を解明することを研究者に求め始めたのだ。

遺伝子の本体は二重らせんの姿をしたＤＮＡ（デオキシリボ核酸）。その上に遺伝暗号は、四種類の塩基で刻み込まれている。遺伝子の暗号をどのように解明するか。当時、遺伝子を解読する技術を持つ研究者は日本の免疫学の世界では皆無に近かった。

代わって活躍したのが当時、最新の学問といわれた分子生物学を学び、遺伝子を扱うテクニックを身につけた科学者たちだった。日本では京都大学の本庶佑《ほんじょたすく》やスイスで遺伝子クローニング技術を身につけた谷口維紹、長田重一らが代表的な研究者といえるだろう。

谷口は日本に帰国後、ＩＬ２の遺伝子の構造解明に向かった。それは、味の素の羽室淳爾《はむろじゅんじ》が彼を訪ねたのがきっかけだったとされている。ＩＬ２を分泌する細胞を手に入れた羽室は谷口を訪ね、ＩＬ２の遺伝子の配列を解読できないか、と打診したのだった。

その頃、欧米では「インターフェロンの次はインターロイキンだ」とＩＬ２の遺伝子解読競争が始まっていた。だが谷口は羽室の来訪まで、ＩＬ２にはあまり関心を持っていなかった、という。

谷口がインターフェロンの遺伝子を解読したのは、当時、専門としたウイルスの研究の一環だった。彼はまだ免疫学の世界の外に住んでいた研究者だった。だが時の流れは、羽室を谷口のもとに向かわせ、谷口を免疫の世界に呼び込もうとしていたのだった。

ＩＬ２の存在を知らされた谷口は、遺伝子の解読を開始し一九八三年、見事に成功する。研究成果を公表した英国の有力科学誌ネイチャーの研究論文には羽室も著者として名前を連ねた。

新分子がもたらす興奮と混乱

谷口がＩＬ２の遺伝子の構造を突き止めた一九八〇年代前半は、新たな情報伝達分子が見つかり、免疫の世界に再び、興奮と混乱が起きた時期でもあった。

一九七九年にスイスで開かれた情報伝達分子の命名会議までさかのぼってみよう。ここではＴ細胞が放出する情報伝達分子をＩＬ２と定めた。だが、こんな大づかみな定義ではさばけないほどの情報伝達分子が、この時期、続々と見つかってきたのだった。

日本に戻った著者の岸本は阪大の吉崎和幸とともに、Ｔ細胞がＢ細胞に向け放出する情報伝達分子は少なくとも二種あることを突き止め、米免疫学会誌に論文を発表した。一九八一年のことだ。「Ｂ細胞を増やしはするが、抗体は作らせない」分子と「Ｂ細胞は増やさないが、Ｂ細胞に抗体を作らせる」分子の二つだ。

これらは「ＢＣＧＦ（Ｂ細胞増殖因子）」、「ＢＣＤＦ（Ｂ細胞分化因子）」と命名された。また、この頃にはＴ細胞の働きの代わりをするかに見えた「ＴＲＦ（Ｔ細胞代替因子）」の存在も

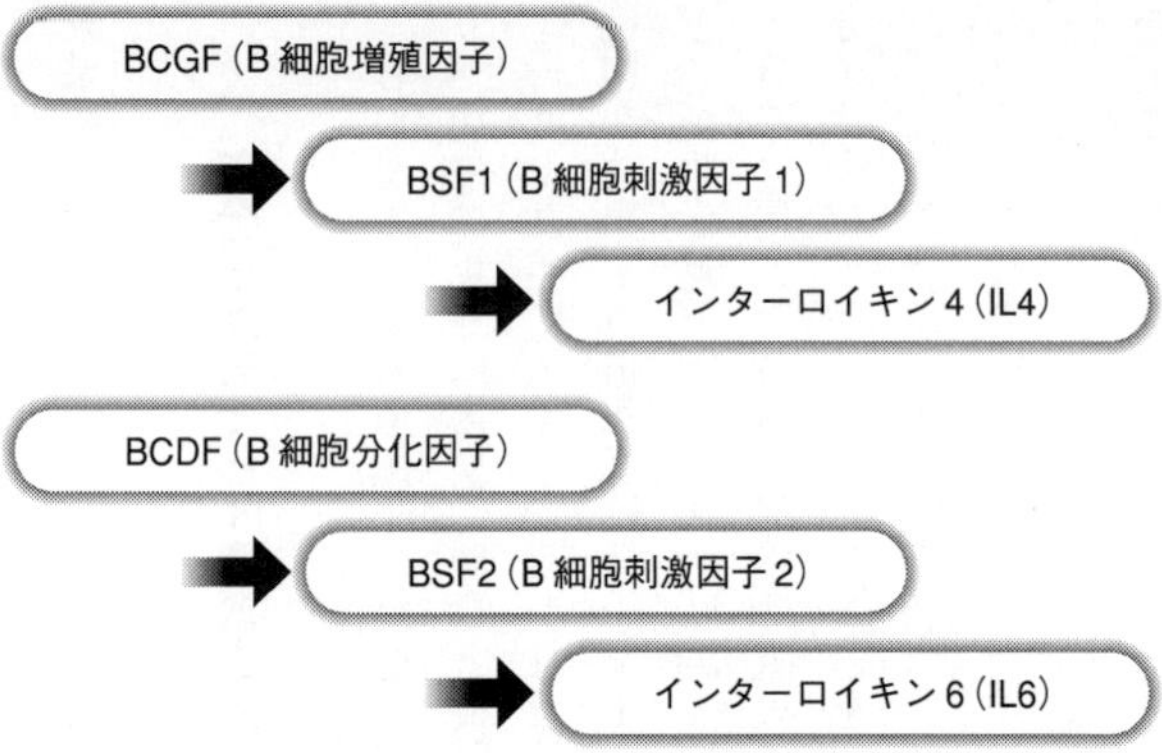

情報伝達分子は 2 度も名前が変わった

知られていた。

こうした混乱を収拾する場となったのが一九八三年に京都で開いた第五回国際免疫学会議だ。

国際会議では新しい分子が誕生した。「BSF（B細胞刺激因子）」だ。新たに見つかった情報伝達分子は、ことごとくB細胞を何らかの形で刺激している分子だった。それなら、これらをBSFと名付け、番号を割り当てていけばいいではないか、という合意の成立である。こうしてB細胞増殖因子は「BSF1」と呼ばれ、B細胞分化因子は「BSF2」と呼ばれることが決まった。

情報伝達分子は出世魚？

情報伝達分子の遺伝子を突き止め、配列を解読する競争も始まった。活躍したのは京都大学の本庶たちだ。彼らは、まずBSF1の遺伝子を分離し、配列の解読に成功する。これだけではない。本庶は当時、熊本大学にいた高津聖志《きよし》とともにTRFの遺伝子の解読にも成功する。一九八〇年代中頃のことである。

読者の皆さんは頻繁に登場する英語の名称にすでに辟易《へきえき》されておられるかもしれない。しかも、その名前は研究者たちの都合で変わってしまった。そこで、これ以上の煩雑さを避けるため、今のうちに告白しておこう。

実は、これらの情報伝達分子の名前はもう一度、変わる。結論だけをいってしまうと、BCGF（B細胞増殖因子）からBSF1（B細胞刺激因子1）となり、本庶たちが遺伝子を突き止めた情報伝達分子は最終的にアレルギーと関連の深いIL4になった。TRF（T細胞代替因子）はIL5となった。

BCDF（B細胞分化因子）からBSF2（B細胞刺激因子2）と呼ばれるようになった情報伝達分子は後にIL6と命名された。

このように頻繁に名前が変わる光景は、私たちが冬においしく味わうブリという魚を連想させる。ブリは成魚になるまで「ハマチ」と呼ばれたり「メジロ」と呼ばれたりしながら成長していく。だから、ブリは「出世魚」と呼ばれる。ここで紹介した情報伝達分子があわただしく名前を変えていったのもサイトカインの世界での「出世」ぶりを反映したものといえるかもしれない。

驚きのインターロイキン6登場

インターロイキン（ＩＬ）は現在、「1」から「33」までが見つかっている。そのうち最も研究者たちを驚かせ、困惑させ、呆れさせもしたのが、ＩＬ6という情報伝達分子だ。

なぜ初期に見つかった「1」でもなく「2」でもなく「6」なのか。それはＩＬ6ほど多様性に富んだ情報伝達分子はなかったからだ。

一九八〇年代初期、阪大グループは彼らが主要な標的としていたＢＳＦ2（Ｂ細胞刺激因子2）の遺伝子の構造解明に苦しんでいた。ＢＳＦ2はしばらく前にはＢＣＤＦ（Ｂ細胞分化因子）と呼ばれた分子で、このしばらく後にはＩＬ6と呼ばれるようになる情報伝達分子である。

「今さら、ＢＳＦ2をつかまえても高い評価は得られないかもしれない。潔く、この分野の研究から撤退しようか」。こんな深刻な会話を、筆者の岸本と共同研究者の平野俊夫は交わしていた。

だが、その直後、研究グループは予想もしない場所でＢＳＦ2の姿を目撃する。心房内粘液腫という珍しい病気にかかった患者が大阪府内の病院に入院してきた。この病気は心臓にできた腫瘍が血液の流れを妨げるとともに多彩な炎症が起きる病気だ。熱が出る、関節が痛くなるなど、血液の流れが悪くなった結果とは考えにくい症状もこの病気には現れる。

ただ病気の治療は比較的、簡単だ。外科手術で粘液腫を切除したらいい。そうすれば血液の流れはほぼ元に戻るし、正体不明の炎症も消え失せてしまう。だから患者の主治医は迷うことなく腫瘍を切除した。ところが、切除した腫瘍を阪大の吉崎らが調べたところ、そこからBSF2が見つかった。一九八五年頃のことだ。

BSF2は、B細胞を刺激して抗体を作らせる情報伝達分子だったはずだ。だが、研究者たちの浅知恵をあざ笑うかのように、BSF2は心臓という意外な場所に影響を及ぼしていた。

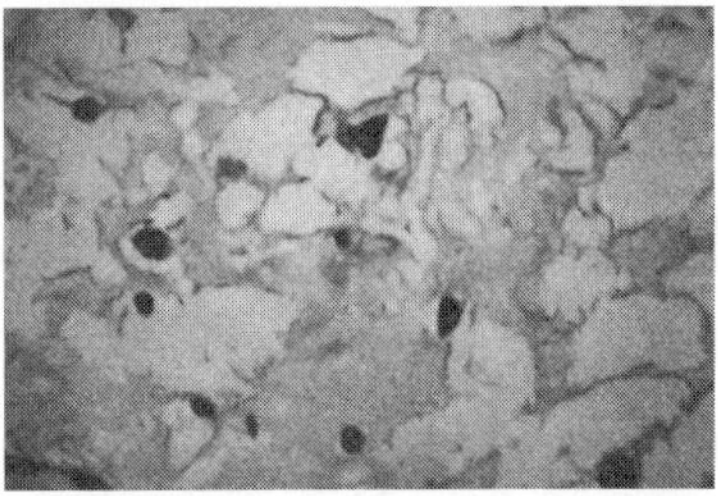

インターロイキン6（IL6）は心臓にも影響を及ぼしていた。心房内粘液腫の組織から、IL6（黒い部分）が見つかった

研究者たちは驚き、次に目を輝かせ、こう推理した。「ひょっとしたらBSF2はB細胞だけに働きが限定される分子ではないのかもしれない。もっといろんな場所で、いろんな働きをしている可能性が高い」「そうだとしたらこれまでの常識が覆る。ぜひ、BSF2の遺伝子を突き止めなければいけない」——。

後にBSF2、つまりIL6は、発熱の原因となったり慢性関節リウマチの症状を引き起こしたりすることが判明する。研究者たちの読みは当たっていた。心房内粘液腫の発生に伴う不思議な炎症はIL6のせいだった。

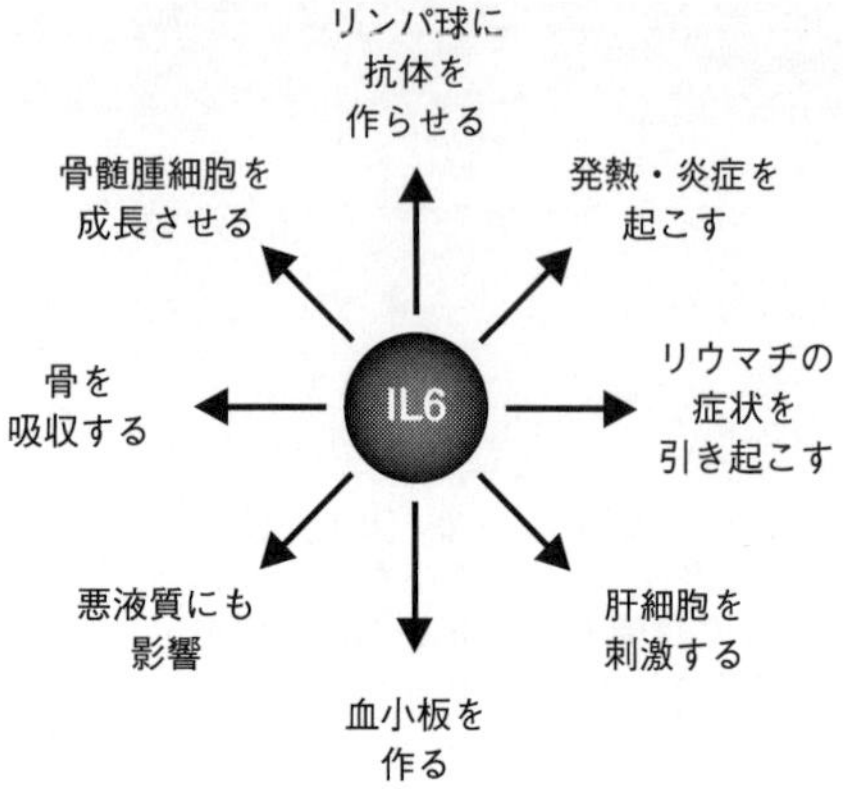
IL6
リンパ球に抗体を作らせる
発熱・炎症を起こす
リウマチの症状を引き起こす
肝細胞を刺激する
血小板を作る
悪液質にも影響
骨を吸収する
骨髄腫細胞を成長させる

インターロイキン6の多彩な動き

紙一重の一番乗り

ＢＳＦ２の遺伝子を捕捉する研究が始まった。研究の最前線で遺伝子クローニングの腕を存分に振るったのは平野俊夫。彼は寝食を忘れたかのように研究に没頭し、ついに遺伝子の構造を突き止めることに成功する。

だが彼の心身は痛んだ。最先端の研究では、世界のどこかにライバルがいて、同じターゲットを狙っている。そう考えると心配でたまらなくなりストレスが体に蓄積してしまうのだ。平野は不整脈を患ってしまった。

阪大グループが研究成果を論文にまとめ、英国の有力科学誌ネイチャーに投稿し掲載されるまでの経緯を眺めると平野の消耗ぶりはよく理解できる。

阪大グループが論文を投稿したのは一九八六年六月だ。だが彼らは、その半年前にショッキングな事実にうちのめされていた。京大グループがBSF1（IL4）の遺伝子を突き止め、その配列を読み解いたという論文がネイチャーに掲載されたのだ。

　京大グループの関心は、阪大グループが焦点を当てたBSF2にも向かっているかもしれない。ひょっとしたら、彼らはもう遺伝子の解読を終了し、論文の執筆にかかっている可能性もある。それに比べて我々は――。ライバルの見えない影が、焦燥感となって平野の心を襲った。

　阪大グループは一九八六年六月、ようやく一連の研究成果を論文にまとめ終え、ネイチャーに投稿する。彼らのもとには編集部から「二ヵ月後に掲載する」との通知が届いた。「我々はどうやら一番乗りを果たせたようだ」。安堵感が漂った瞬間である。

　だが、それまで平野を苦しませた予感は当たっていた。論文を投稿してからほぼ二週間後にベルギーの研究グループが「ハイブリドーマ成長因子」を捕捉し、その遺伝子配列を解明したとする論文をネイチャーに投稿していたことが判明したからだ。

　ハイブリドーマ（融合細胞）は第8章でモノクローナル抗体を語った時に登場した。無限の分裂能力を持つようになった「ミエローマ（骨髄腫）」細胞と、抗体を作るB細胞を融合した融合細胞だ。

　ベルギーの研究グループの標的は、この細胞を成長・増殖させる情報伝達分子だった。そして驚くべきことに、この分子の遺伝子の配列は、IL6の遺伝子の配列と全く同じだった。

ネイチャーの編集部は、ベルギーのグループの論文は掲載しなかった。彼らより先に、論文を投稿していた阪大グループに優位性があると判断したからだ。だが、もし、投稿の時期が逆だったら……。後にすべての事情が判明した時、阪大グループは自分たちの勝利が紙一重の勝利だったことを思い知らされた。

病気は血のにごりから

BSF2（IL6）は肝臓にも現れた。阪大グループが論文をネイチャーに投稿した年の夏。米コールド・スプリング・ハーバー研究所で開いた「肝臓の分子生物学」シンポジウムで「肝細胞刺激因子（HSF）」の発見が報告された。

HSFは炎症を起こした臓器から分泌される情報伝達分子。急性期たんぱく質と呼ばれるいくつかのたんぱく質を、肝臓に作らせる働きを持っていた。急性の炎症が起きると、人間の体は、肝臓に、通常時とは異なる種類のたんぱく質を作らせ、異変に対処しようとする。その際に働く情報伝達分子がHSFである。

だがHSFの分子の構造は、阪大グループが明らかにしていた情報伝達分子と酷似しているようにも見えた。そこでHSFを突き止めたマッギール大学（カナダ）のJ・ゴールディーのグループは、阪大にＢＳＦ２遺伝子の提供を要請。両者を比較し、同一の遺伝子であることを確認した。

健康診断で血液検査をすることがある。昔から医師は患者が健康か否かを、血沈（赤血球沈降反応）や血液の中にあるたんぱく質を診て判断してきた。

もしフィブリノーゲンと呼ばれる急性期たんぱく質が血中に多く混じっていれば、赤血球の沈降は速くなる。あるいは急性期たんぱく質の仲間のＣ反応性たんぱくが血液から多く検出されることもある。このように血液ににごりがある場合、患者はほぼ間違いなく、体のどこかで異常がある、と医師たちは考える。

それはある種の感染症かもしれないし、結核かもしれないし、ひょっとしたら、がんかもしれない。急性期たんぱく質は現代医療に定着した炎症の程度を示す指標なのだ。古代ギリシアの医学者で「医学の父」とも呼ばれるヒポクラテスは「病気は血のにごりから」といったと伝えられる。そうだとしたら彼は真理の一端を見抜いていたことになる。

ニューヨークの会議で「ＩＬ６」誕生

ＢＳＦ２は血液に深く関係していることも判明した。

IgEという鬼っ子抗体がどのようにアレルギーを起こすかを研究していた石坂夫妻にIgEを大量に作り続けるミエローマ（骨髄腫）患者の血清を届けた小川真紀雄を覚えておいでだろうか。

小川は、その頃、米バイオ・ベンチャーのジェネティクス・インスティテュートが発見したある種の造血因子の活性を調べていた。この分子が、造血幹細胞という細胞を試験管の中で増やす可能性があるのでは、と考えての研究だった。

阪大グループの発表したBSF2の論文がそんな彼の目にとまった。小川は彼が手にしている造血因子と阪大グループのBSF2の遺伝子の配列を突き合わせてみた。すると、これまた両者は全く同じものであることがわかった。

阪大グループは一九八八年、遺伝子操作でBSF2を多量に分泌するようにしたネズミを作った。受精卵にBSF2の遺伝子を組み込みネズミを誕生させた。すると、そのネズミは出血を止める血小板を大量に作り、同時に抗体産生細胞を増やして抗体を大量に作り始めた。抗体産生細胞がある脾臓やリンパ節はパンパンにふくらんだ。

このように続出する研究成果は、世界の学界に再び国際会議の開催を求めているかに見えた。BSF2と呼ばれたり、ハイブリドーマ成長因子やHSFと呼ばれ、混乱をもたらしていた情報伝達分子に名前をつける会議である。

その会議は一九八九年十二月、米ニューヨークで開かれた。結論は単純明快だった。問題の分子の新名称はインターロイキン6（IL6）と決まった。当時、既にインターロイキンは5までが定まっていた。世界の科学者は、これに続く「6」番をBSF2に割り当てたのだった。

血小板増多因子の探索へ

赤血球増多因子（EPO）や顆粒球コロニー刺激因子（G－CSF）などの遺伝子が相次ぎ突き止められたことを受け、研究者の関心は、最後の造血因子とされた血小板増多因子（トロンボポエチン、TPO）に向かった。一九九〇年代のことである。

血液の中にある血小板もまた、人類の生命の営みに欠かせない大切な物質だ。手足が傷ついて出血した時に、血小板は出血部に集まって傷口を塞いでくれる。もし血小板がなかったら出血は続いたままとなるだろう。

血小板は輸血にも使われる。がん患者に放射線療法や化学療法をした場合、体内で血小板が減少するので、輸血をして減少した血小板を補うことになる。

だが輸血ではかなり困ったことが起きる。輸血を繰り返すと、体内に投与した血小板に対する抗体ができ、輸血の効果が薄れてしまう。

そこで注目が集まったのが血小板を増やす働きがあるとされる血小板増多因子だ。血小板増多因子という分子が実際に存在するかどうかはわからない。だが、もし存在するのなら、輸血の代わりに、この分子を体外から補い、患者の体内で血小板が増えるようにすればいい——。血小板増多因子の遺伝子を突き止めて、配列を解読できれば、その成果は確実に医薬に結びつく、と見た製薬ベンチャーたちの目の色も変わった。

初期はインターロイキン6が有力に

血小板増多因子の探索過程で、初期に有力と見られたのはインターロイキン6（ＩＬ６）だった。阪大グループは遺伝子操作でＩＬ６を多量に分泌するようにしたネズミを作った。するとそのネズミの骨髄の中には巨核球が現れた。巨核球は血小板を作り出す細胞だ。ネズミの血小板が顕著に増えたことも確認した。

だが解釈に苦しむことが起きた。前章の《赤血球増多因子を捕捉》で語ったように、生き物を貧血状態にすると、生き物は貧血状態を逃れようと赤血球増多因子を分泌し体内の赤血球を増やそうとする。この例にならって、阪大グループは、血小板減少性紫斑症という病気にかかった人の体内では、血小板の減少分を補うためにＩＬ６が増えるはずだと推理した。だが、その予想は外れた。

この病気は自分の体を守るはずの免疫が、体内で内乱を起こす自己免疫疾患の一つ。血小板を攻撃する抗体が体内で生まれ、血小板の数が減っていく病気だ。だから、もしＩＬ６が問題の血小板増多因子であるなら、血小板を増やすために、ＩＬ６が患者の体内で増えているはずだった。

いったいどうしたことか。人間の場合は、血小板の水準を一定に保つために、ＩＬ６以外の情報伝達分子を使っているようだった。慢性関節リウマチを患う人の体では異常にＩＬ６が分泌され、それに伴い血液には大量の血小板が現れる。ＩＬ６はこうした異常な現象の原因にはなりうる。しかし日常的に、血小板の量を一定水準に保つ際には、人間はＩＬ６を利用していなかったのである。

血小板増多因子は一九九四年、米国のアムジェン、ジェネンテック、ザイモジェネティクス、日本のキリンビールがほぼ同時期に突き止めた。多くの研究者が探し求めた血小板増多因子は肝臓が作っていた。腎臓が赤血球増多因子を作ることは既に語ったが、腎臓や肝臓といった臓器は想像以上に重要な任務を担っていたのである。

一部には副作用の少ない止血剤としてＩＬ11を推す声がある。ＩＬ11は「ＩＬ６系の情報伝達分子」と呼ばれるほど、ＩＬ６とよく似た分子だ。だがＩＬ６とは異なり、血小板を増やす以外の働きはそれほど多くない。これがＩＬ11が副作用が少ないとされる理由の一つである。

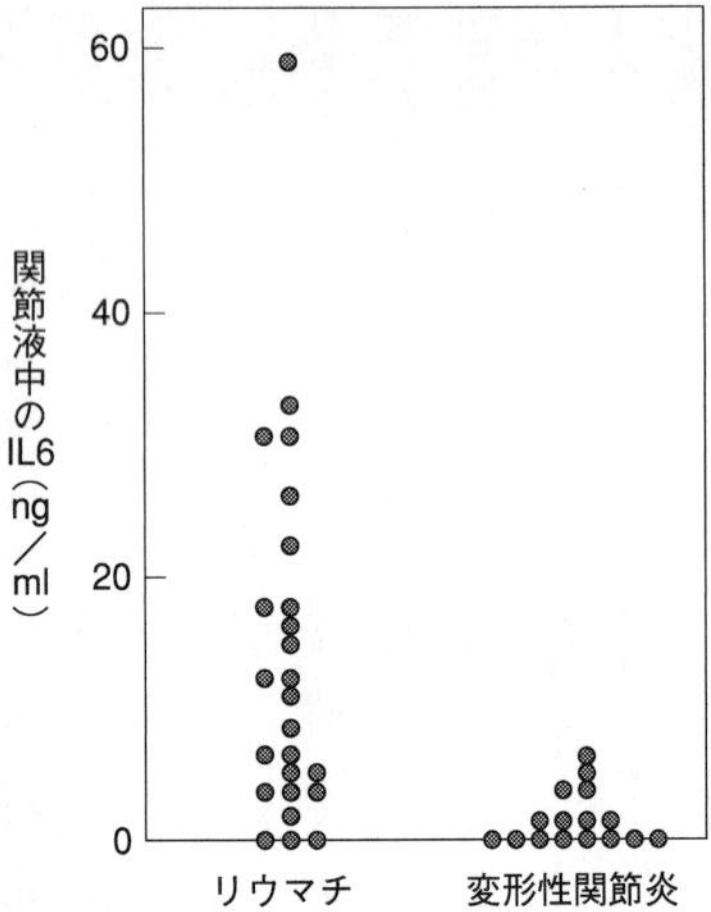

慢性関節リウマチを患う人の関節では大量のインターロイキン6（IL6）が分泌されていた

リウマチ診断に根拠与えたIL6

慢性関節リウマチを、指先や手足の関節炎の一種ぐらいと思ってもらっては困る。リウマチは、自分の体を守ってくれるはずの免疫が内乱を起こす恐ろしい病気だからだ。もし初期に対応を誤ると、人生は悲惨なことになりかねない。最初は軽かった炎症は次第にひざや肩へと広がっていき、最後には骨が壊れて関節が変形、車いすや寝たきりの生活を強いられる。慢性関節リウマチに苦しむ日本人は七十万人と推測されている。

リウマチと同じ免疫の内乱は肺や涙腺、唾液腺でも起きる。この場合は、息苦しくなったり、涙や唾液が出ない症状に苦しむことになる。

かなり昔から、医師たちは経験的に、リウマチの患者は血小板とC反応性たんぱくが多いことを知っていた。理由はわからないが、多くのリウマチ患者を診察すると、ほとんどの人は血小板とC反応性たんぱくがともに高い数値を示していた。そこで、関節の痛みを訴えた患者たちのリウマチの進み具合を見定める目安として、医師たちは血小板とC反応性たんぱくを使ってきた。

ＩＬ6の発見は、こうした診断に科学的な根拠を与えることになった。慢性関節リウマチを患う人の関節では、炎症が起き、そこでは大量のＩＬ6が分泌されている。ＩＬ6にはこれまで見てきたように、血小板を増やし、肝臓にC反応性たんぱくを作らせる働きがある。だからこそリウマチ患者では血小板とC反応性たんぱくの数値が高かったのだ。ＩＬ6の発見が従来のリウマチ診断法に根拠を与えた、という話である。

カポジ肉腫にもＩＬ6の影

エイズウイルス（ＨＩＶ）に感染すると、人間の免疫は次第に破壊され、体の中ではそれまで鳴りをひそめていた、いろんなウイルスが暗躍を開始する。その結果もたらされる悲惨な症状の一つがカポジ肉腫《にくしゅ》。皮膚の悪性腫瘍の一種である。

カポジ肉腫は、もともとは東欧やアフリカにまま見られた珍しいがんだった。だが、エイズの登場により、男性の同性愛者に非常に多く発生するようになった。一体、何がカポジ肉腫をもたらすのか。少なからぬ年月をかけ、一九九八年に突き止められた犯人は、ヒト・ヘルペスウイルス（ＨＨＶ）８型と呼ばれるウイルスだった。

疲れて体の調子が悪い時に、皮膚や唇に小さな水膨れができた経験を持つ人がおられるはずだ。あれは免疫の力が低下したすきをぬってウイルスが活動を始めたせいだ。

これがヒト・ヘルペスウイルス。だが、その仲間には、悪さの仕方が度を過ぎてカポジ肉腫を作るものがいる。それがＨＨＶ８型だった、というわけだ。

ところが、ＨＨＶ８型が犯人と突き止められた後、もっと驚くべきことが判明した。このウイルスは、ＩＬ６の仲間の情報伝達分子を患部で放出し、患部の血管内皮細胞を無軌道に増殖させ、カポジ肉腫を発生させていた。多様な働きを持つＩＬ６は、エイズ発病に伴って頻発するカポジ肉腫にも関わっていたのだった。

ＩＬ６はキャッスルマン病でも暗躍

ＨＨＶ８型というウイルスはキャッスルマン病という病気にも関わっていることが明らかになった。

キャッスルマン病は一九五〇年代、米マサチューセッツ総合病院に勤務するキャッスルマンという医師が発見した珍しい病気だ。最近では免疫の働きが弱ったエイズ患者もキャッスルマン病を発病するようになった。主要な症状はリンパ節のはれ。それと、どう関連があるのか発熱、貧血、炎症も伴う。だが不思議なことに、これら一連の症状は、患部のリンパ節を切除するとすべておさまってしまう。

興味を覚えた阪大の吉崎和幸がキャッスルマン病の患者のリンパ節を調べてみると、そこでは大量にＩＬ６が生産されていた。そしてＨＨＶ８型が持つ遺伝子の中には、人間のＩＬ６遺伝子と似通ったものがあることもわかった。

類似度は数十％程度というから丸々全部がそっくりというわけではない。だが、類似部分が読み解かれて発現した情報伝達分子は本物のＩＬ６と少々、姿形は変わっていても、ウイルスが感染した細胞の中でＩＬ６受容体と結びついて、結果的に人間のＩＬ６と同じ働きをしているのではないか――吉崎たちは当時、こんな推測をめぐらした。

その後、次のような事実が明らかになった。ウイルスの遺伝子から誕生した情報伝達分子は人間のＩＬ６受容体とは結合していなかった。しかしこの疑似ＩＬ６とも呼ぶべき分子は、ＩＬ６受容体の主要な構成部位として知られる「gp130」という糖たんぱく質とは結合していたのである。そしてgp130と結びついた疑似ＩＬ６は情報をgp130に引き渡すことで、ＩＬ６とＩＬ６受容体の結びつきとほぼ同じ結果をもたらすことが突き止められたのだった。

プロセスはいささか複雑だ。だが結論は単純。「ウイルスの疑似ＩＬ６は人間のＩＬ６と同じ働きをする」だった。これがＨＨＶ８型というウイルスがキャッスルマン病を引き起こす謎解きだった。ＩＬ６受容体の主要構成部位であるgp130という糖たんぱく質については第12章で詳しく語ることにしよう。

ＩＬ６に関わるウイルスはほかにも存在する。それはエイズウイルス（ＨＩＶ）だ。ＨＩＶの遺伝子を詳細に点検すると「Ｘ」という正体が不明の領域があり、そこには「tat」という謎の遺伝子が潜んでいた。そしてtatは、感染した細胞の核の中にあるＩＬ６遺伝子を刺激し、ＩＬ６を作り出すことが判明した。

エイズなどの重い病気を患い、死期が近づいている患者には「悪液質」といって共通した症状が現れる。体重が減ったり、ほおがやせこけたりする症状だ。この原因は主に腫瘍壊死因子（ＴＮＦ）なのだが、ＨＩＶが作り出すＩＬ６も少なからず、悪液質に関わっていることが現在では知られている。悪液質については、もうしばらく後に詳しく説明したい。

ミエローマを作る夢のネズミ

研究者たちは過去、さまざまなテクニックでいろんなネズミを作ってきた。例えば、第７章で紹介したヌード・マウスは、生まれつき体の表面に毛がないばかりか、免疫の営みに重要な胸腺がないネズミである。

一九六〇年代に米国立がん研究所のM・ポッターが考案した手法で、ミエローマ（骨髄腫）細胞を体内で作り出すようになったネズミも、歴史に名前を刻んだ点では大きな存在だ。

何度か語ったように、骨髄腫細胞は抗体を作る役割を担うB細胞ががん化して、特定の抗体を作り出すようになった細胞。この細胞は当時の研究者にとっては〝宝物〟で、骨髄腫細胞が分泌する抗体を使い優れた研究成果を上げ続けた。「抗体遺伝子の再編成」という驚異の発見をした利根川進も、アレルギーをもたらす鬼っ子抗体、IgEを発見した石坂公成も、この骨髄腫細胞の恩恵を受けた研究者である。

だが謎も残った。ポッターはこのネズミを、「バルブC」という系統の白いネズミの腹部にパラフィン油を注入して「創」った。だが、これだけの簡単な操作で、どうして骨髄腫細胞が誕生するのか理由がわからず、研究者たちは長年、首をかしげ続けてきたのだった。

これに関わっていたのもIL6だった。パラフィン油をネズミの腹部に注入すると、そこには炎症が生じる。炎症が起きれば、そこではIL6が分泌され、抗体産生細胞のがん化を促した。ミエローマの増殖を促す「ミエローマ増殖因子」の遺伝子が解読され、IL6と同一であることが確認されたのは一九八七年のことだった。

阪大グループが一九八八年に遺伝子操作でIL6を分泌するネズミを作ったことは本章の《ニ

ユーヨークの会議で「ＩＬ６」誕生》で紹介した。そして実は阪大グループは、そのネズミの体内でミエローマが実際に出現したことも確認した。これはＩＬ６がすなわち「ミエローマ増殖因子」であることを証明する第二の証拠というべきものだった。

第11章　TNF物語

もう一つのあいまい分子、TNF

何をするかわからない。多機能で、汎用的で、出没場所も絞り込めない。こんなあいまいな情報伝達分子の東の横綱をIL6（インターロイキン6）とするなら、西の横綱にはTNF（腫瘍壊死因子）がふさわしい。これからしばらく語るのはTNFの物語である。

TNFは一九七五年、米ニューヨークのスローン・ケタリングがん研究所のL・オールドが発見した。免疫の偵察細胞、マクロファージが分泌するその分子は、腫瘍つまりがん組織を殺す働きを持っていた。しかも、がん細胞を攻撃する能力は、当時、発見されていた分子の中では、一番強いようにも思われた。発見当初、TNFは「インターフェロンを超える夢の抗がん剤」とさえ呼ばれた。

研究者たちがTNFに注目したきっかけは丹毒《たんどく》という病気だ。この病気は連鎖球菌という病原菌が感染して高熱、悪寒、頭痛などが起きるかなり怖い病気だ。だが、がん患者が丹毒にかかると、なぜか、がん組織が縮小・消失してしまうことが知られていた。

免疫で何かが起きている、と考えたオールドは、こんな実験をした。ネズミの体のある場所にがん細胞を移植する。次に、そこに結核菌を弱毒化したBCG（ビーシージー）を接種する。するとそこには免疫の偵察細胞、マクロファージが姿を現すので、その際に、マクロファージを刺激する物質を投与して、どんな変化が起きるかを見極める実験である。

この実験では、極端な場合、ネズミがショック死を起こした。だが、たいていの場合、ほぼ期待通りにがん細胞はなくなった。

後に、TNFががん細胞を殺す方法には、いわゆるアポトーシス（自殺）と通常の死であるネクローシス（壊死）の二つがあることが判明する。

TNFの信号ががん細胞に伝わると、細胞に自殺のスイッチが入り、最終的に細胞の核の中の遺伝子がバラバラになって細胞が崩壊する。これがアポトーシスによる細胞の死だ。もう一つは、がん細胞に血液を運んでいる血管の内皮細胞を壊す方法だ。がん細胞に酸素を補給していた周囲の血管が壊されると、がん細胞は死なざるをえない。これが二番目の死、ネクローシスだ。

姿見せぬ日本の企業研究者

一九八〇年代、TNFの特許取得や製品化をめぐっては日米の有力企業が激しいつばぜり合いを見せた。米国では有力バイオベンチャー、ジェネンテック、日本では大日本製薬（現・大日本住友製薬）がその双璧。旭化成工業も製品開発に名乗りを上げた。

この競争にはいったい、どれほど多くの研究者が参加したことだろうか。TNFの遺伝子の単離に成功したと英科学誌ネイチャーに発表したのは米ジェネンテックのD・ゲデールで、彼はノーベル賞の候補にも擬せられた。

ただ不思議なことがある。TNFの研究史や開発史の表舞台には、日本企業は数多く登場するのに、研究者の個人名が全くといっていいほど現れてこないことだ。

ジェネンテックと日本企業の競争は日本側の優位に展開したといわれる。だからジェネンテックのゲデールと同等かそれ以上の活躍をした日本の研究者はいたはずだ。なのに、立派な業績を残した彼らの姿がなぜか歴史に刻まれていないのである。

いったい、どうしたことか。日米の特許制度の違いだろうか。米国では最初の発明者が特許を取得する先発明主義が長らく続いてきた。一方、日本や他の先進国は最初の出願者が特許を取得する先願主義を採用している。米国では仮に、特許の出願段階で他者に先を越されても、研究ノートなどの記録で他者より先に発明したことを立証できれば、特許係争を有利に進めることができる。だから研究者が学術誌に研究成果を公表しやすい土壌が企業の中にもある、とされる。

先願主義の日本でも、企業の研究者が、特許出願の手続きを終えた後に学術誌に成果を発表することはできる。ただ、それでも、現在の日本の企業社会には、さまざまなノウハウを同業他社に知られるのを嫌い、研究者が論文を学会や学術誌に発表することをよしとしない、ある種の秘密主義があることは否定できない。もちろん米国企業にもこのような面は見られるが、日米で程度に違いがあるわけだ。

TNFの研究が精力的に行われた時代に何があったかはわからない。しかし本来なら、学術や科学の世界で高く評価されるべき優秀な研究者が、企業活動の中に埋没してしまったかに見えるのは残念でならない。

優秀な研究者を企業の一歯車ではなく名前を持った個人として光らせ、なおかつ企業も輝く。いや個人を埋没させるより光らせる方が、企業はより輝き成長もできる。こんな思想を持つ企業が日本にそろそろ現れてもいい頃だと思うのである。

悪液質の犯人だったTNF

TNFは、研究が進むにつれて見逃しがたい「悪者」としての顔がいくつも見つかってきた。まずネズミを使った時にも現れた全身性のショック症状。マクロファージがTNFを放出すると、TNFは血液に溶け込み、体内の隅々まで運ばれる。だがTNFには、血管の内皮細胞を壊す働きがある。もし体の隅々まで浸透したTNFが一斉に細胞を攻撃し、血管が一斉に内部から崩れればショック死は免れない。

もっと衝撃的な事実が一九八六年に米国から伝わってきた。がんや結核、エイズなど重い病気を患った末期の患者にはほぼ一致した症状が現れる。体重が減り、ほおはやせこけ、肌は青白く、貧血にもなる。医師たちは昔からこうした一連の症状を「悪液質」と呼んできた。

この症状は食事をとらなくなるから起きるのか、それともがん細胞に栄養を奪われてしまうから起きるのか。いや違う。悪液質には悪液質を作る原因物質があるはずだ、体の代謝を健康時とは逆の方向に向かわせる何かがあると考えた研究者たちがいた。米ロックフェラー大学のA・セラミーらの研究グループだ。

彼らは自分たちの仮説に従い、悪液質の犯人を実際に突き止め、これを「カケクチン」と名付けた。ところがカケクチンの遺伝子を分離し配列を解読したところ、TNFの遺伝子配列とうり二つ、両者は同一の物質であることが判明した。

当時、がんの特効薬を夢見て、TNFの研究を続けていた研究者や製薬企業は、この知らせにどれほどショックを受けたことだろうか。彼らが、自分の目でがん細胞を消滅させることを確認した物質が、なんと、末期のがん患者を苦しめる悪液質の原因物質だったのだ。「ジキルとハイド」。米国からのニュースは、抗がん剤開発に燃えていた日本の医薬企業の意欲を徐々にそいでいった。

発想転換、動き封じて医薬に

赤血球増多因子（EPO）や顆粒球コロニー刺激因子（G—CSF）とは対照的に、TNFもIL6もそのもの自身を医薬にする試みは失敗に終わった。どこで、何をするかわからない分子を医薬にすることは非常に難しいのだ。

しかし、視点を変えれば医薬は誕生する。それはIL6とTNFを「悪者」と考え、その動きを封じるという発想だ。

例えば慢性関節リウマチでは、TNFが周辺の免疫細胞の表面にあるTNF受容体と結びつき炎症の原因となるIL6を作れという指示を免疫細胞に出す。そしてこうして出現したIL6が炎症を起こし、最後には関節を破壊するというプロセスをたどる。

だからリウマチを防ぐにはこの連鎖を断ち切ってやればいい。一つの方法は、患者の体の中にTNFの受容体を入れ、TNFが免疫細胞の受容体に到達するまでに、TNFを捕まえてしまうことだ。こうすればTNFは細胞の上の受容体との結合を妨げられ、IL6を作れ、という指示を出せなくなってしまう。

こんな発想で開発された医薬が一九九八年十一月に米国で認可され、日本でも二〇〇五年に武田薬品工業が販売を始めたリウマチ治療薬「エンブレル」だ。この医薬はTNF受容体を二本つなげたものである。

また田辺製薬が販売している「レミケード」はいわゆる抗体医薬。TNFを標的とみなし捕まえる働きを持つ抗TNF抗体によって、TNFが細胞表面の受容体に到達できなくしてしまう。

ただし、これらTNFの動きを封じる薬剤を不用意に使うと、免疫の力が弱くなり、病原体の暗躍を許しかねないので注意が必要だ。感染症にかかり患者の生命が失われたケースもある。

これは、TNFが生体を外敵から守る営みに重要な役割を果たしていることの逆説的な証明でもある。実際、免疫細胞のマクロファージが病原菌を殺す時にはTNFが欠かせない。またTNFの遺伝子を消したネズミは妊娠はするが、その後、胎内で胎児がうまく発育しないという報告もある。TNFが発生・分化にも関わっていることを示唆する報告である。

あいまい情報伝達分子に危険はないか

ここまで読み進まれた読者の中には、サイトカインという情報伝達分子に言い知れぬ不安を感じられた人もおられるのではないか。私たちの体の奥底では、あいまいな振る舞いをする情報伝達分子がうごめいている。こんな分子に私たちの生命の情報システムをゆだねてしまっても危険は生じないのだろうか。

情報伝達分子のあいまいさをもう一度、整理してみよう。

まず、異なる情報伝達分子が似たような振る舞いをすることが頻繁に起きる。例えばインターロイキン6(IL6)とIL11はともに血小板を増やす働きがあるし、ミエローマ(骨髄腫)細胞を作る作用もある。IL2とIL7はT細胞を増殖させる働きが共通しているし、IL3とIL5はどちらも白血球の一種の好酸球を増やす機能がある。

IL6やTNFのように一つの分子が複数の働きを持っていることも多い。また一つの免疫細胞は必ずしも情報伝達分子を一つだけ作るわけではなく、一つの細胞が複数の分子を作ることもある。

なぜ、こんな冗長性の高い情報システムができあがったのだろう。情報伝達分子が複数の働きをする理由は推測ができるかもしれない。人間の体の中にある遺伝子の数はたかだか二万数千しかない。だから遺伝子の数が足らなくなった人間の体は情報伝達分子を「使い回す」ようになったのではないか。

できることなら情報伝達分子の働きと働く場所は限定したい。そうすれば間違いは起きないだろう。だが残念なことに遺伝子の数が足らない。そこで人間の体は、少々目をつぶり情報伝達分子を体のいろんな場所で使ってしまった、という解釈だ。

安全ネットも巧妙に準備

だが潜在的な危険をはらみながらも、たいていの場合、私たちの生体の情報システムは安全を保ち続ける。まず危険は起きないし異変は生じない。なぜなのか。生体は「非特異的な分子」を使って「特異的な免疫反応」を大過なく起こさせる仕組みを巧妙に作り出していたからだ。

第9章の《襲う相手は一つ》で紹介したこんなたとえ話を覚えておられるだろうか。インフルエンザ・ウイルスの侵入に対応するためヘルパーT細胞が「Z」という情報伝達分子を放出したとする。ZはB細胞の表面にある「Z受容体」と結びつき、B細胞にウイルスと戦う抗体を生産させる。だが、もしこのB細胞の近くに「Z受容体」を持つ他の細胞がいれば、その細胞にもZという情報伝達分子は指令を与えてしまいかねない、というモデルだった。

だが、こんなことは現実には起きにくい。なぜなら、情報伝達分子の受容体が細胞の表面に現れるのは限られた瞬間だけ。受容体は二十四時間、常に細胞の表面に現れ続けているわけではない、と考えられているからだ。

ウイルスの侵入に機敏に反応するのはヘルパーT細胞だけではない。ウイルスの侵入に気付いたB細胞は、ヘルパーT細胞がZを放出するのとほぼ同時期に、細胞の表面にZ受容体を出現させる。だから他の細胞が、B細胞にならってZ受容体を表面に出現させない限り、信号の授受はヘルパーT細胞とB細胞の間だけで完結することになる。

しかしB細胞の真似をしてZ受容体を出現させる細胞がいたらどうだろう。この場合はやっかいなことが起きかねない。生命の営みをつかさどる信号が本来、行ってはいけない場所に行ってしまう恐れがある。

だが、ここでも安全ネットは用意されている。情報伝達分子が放出される空間は非常に小さな領域に限定されていることだ。だから、B細胞以外にZに敏感に反応する細胞が、その空間に同居する可能性は非常に小さい、といえる。

第12章　受容体物語

受容体のハンティングへ

サイトカインという情報伝達分子を発見し、その遺伝子も突き止めた研究者の関心は一九八〇年代後半になると情報伝達分子のレセプター（受容体）へと向かい始めた。ここまで見てきたように、細胞は近隣の細胞に向かって情報伝達分子を放出している。すると、その情報伝達分子を受け取る細胞の方には、情報伝達分子と「かぎとかぎ穴」の関係にある受容体があるはずだ――。こう確信した研究者たちは受容体のハンティングの旅へと出発したのだった。

内山卓がIL2「受容体」を発見

最初に突き止められたのはインターロイキン2（IL2）の受容体だった。いや、これは正確な表現ではない。最初に発見されたのはその一部。IL2受容体を作る「α」「β」「γ」の三つの鎖のうちのα鎖だった。

一九七〇年代、京大で成人T細胞白血病（ATL）を相手に奮闘していた高月の周辺には、内山卓ら有能な若手研究者が顔をそろえていた。内山は、それからしばらく後、米国立がん研究所でIL2の研究を進めていたT・ウォルドマンのもとへと留学し、斬新な研究を開始した。

内山の研究はATL細胞、つまり、がん化したT細胞をネズミの体内に注入するところから始まった。生き物は外部から異物（抗原）が侵入した場合、必ず、それを排除するための抗体を作り出す。内山の意図はがん化したT細胞を抗原とみなして、それに対する抗体をネズミの体に作らせることにあった。ネズミは予想通り、T細胞に対する抗体を作り出した。

といっても、T細胞の上には実はさまざまな抗原がある。だから、こうしてできた抗体の正体は、この段階ではわからない。そこで内山たちは、T細胞の上にある抗原をひとまず「Tac」と呼び、それに対応してネズミの体内でできた抗体を「抗Tac」と呼ぶことにした。「Tac」

という抗原に対して、それに対抗する「抗Ｔａｃ」が誕生した、と両者の関係を定めたのである。

Ｔａｃの謎は、次の実験でほぼ解明された。内山たちはまずＩＬ2を使ってＴ細胞を増殖させる仕組みをこしらえた。ＩＬ2は米国のギャロが「ＴＣＧＦ（Ｔ細胞増殖因子）」という名前に固執したようにＴ細胞を増殖させる働きを持つ情報伝達分子だ。そしてＩＬ2がＴ細胞を増殖させているところに抗Ｔａｃを加えてみると、Ｔ細胞の増殖は止まったのである。何が起きたのか。抗ＴａｃがＴ細胞へと向かうＩＬ2の動きを妨げていることは明らかだった。

なぜＩＬ2の働きが妨げられたのか。その原因は抗ＴａｃがＴ細胞の上にあるＴａｃと結びついたからだとしか考えられない。すると、Ｔａｃは本来ＩＬ2と結びつくはずのもの、つまりＩＬ2の受容体ではないか――内山はこんな推理を働かせたに違いない。

京都大学の淀井淳司や本庶は、ＩＬ2受容体の遺伝子の配列を読み解く研究を開始した。米国立がん研究所のウォルドマンのグループのＷ・レオナードらも、全く同じ狙いで研究を開始していた。こうして遺伝子の解読競争の幕は開き、両グループは、ほぼ同時期に解読に成功、その成果を英科学誌ネイチャーに発表した。

次はβ鎖の遺伝子

二つのグループのどちらも、ある時期までは、自分たちが解読したのはＩＬ２受容体の遺伝子そのものだと思っていたに違いない。だが、つじつまがあわない現象が、その後、見つかった。解読した遺伝子を、細胞の中で発現させて「ＩＬ２受容体」を作ってみたところ、この受容体はＩＬ２と確かに結合はした。しかし結びつく力が非常に弱かったのである。

どうしたことか。研究者たちは、まず困惑し次に目を輝かせた。「ＩＬ２受容体だと思えた分子は、実は受容体の一部に過ぎないのではないか。そうだとすれば、まだ発見すべき分子は残っている」と。

推測は当たっていた。ＩＬ２受容体は「α」「β」「γ」の合計三つの鎖でできあがっている。だから鎖が一つだけだと、ＩＬ２と結びつく力は弱くなってしまう。α鎖しか持たないＩＬ２受容体が、ＩＬ２とかすかにしか結びつかなかったのは当然といえば当然の結果である。

ＩＬ２受容体のβ鎖の遺伝子の解読をめぐるレースが始まった。名乗りを上げたのは京大の本庶グループと、その頃、阪大にいた谷口維紹。本庶は「α」に続いて「β」を読み解こうとしていたし、ＩＬ２本体の遺伝子を解読した実績を持つ谷口には、本体を解読した以上、受容体の遺伝子解読も自分で手がけたい、というこだわりがあった。

ただしＩＬ２受容体のβ鎖の遺伝子を読み解くには決定的に必要なものがあった。受容体の抗体である。内山たちのα鎖のケースに見るように、生命科学の世界では、標的を捕まえるにはまず、標的の影に当たる抗体を手にすることが必須の条件となる。

当時、ＩＬ２受容体のβ鎖の抗体の作製に成功していたのは東京都臨床医学総合研究所にいた宮坂昌之（後に阪大）のグループだった。宮坂たちは抗体を谷口のグループに提供。この結果、一九八〇年代後半に展開された日本の研究チーム同士の競争は、谷口グループの勝利に終わった。

γ鎖遺伝子、日米で同時発見

それでも、まだ競争は続いた。α鎖とβ鎖に加えて、もう一つ鎖があると仮定しないと、ＩＬ２受容体がＩＬ２と結びつくメカニズムを合理的に説明できないことがわかったからだ。

三番目のγ鎖の遺伝子を突き止めた、という成果は、日米でほぼ同じ時期に報告された。日本は東北大学の菅村和夫、米国はα鎖の遺伝子の解読でも活躍したレオナード。菅村はＡＴＬＶ（成人Ｔ細胞白血病ウイルス）を発見した日沼頼夫に師事した研究者だ。ＩＬ２の受容体の謎解きの歴史には、ATLやIL2に関わった研究者が多数、登場する。

IL2の受容体でγ鎖が見つかったという報告は、他の受容体にも同種のγ鎖があるのではないか、という推測を研究者たちにもたらした。そして、想像通りγ鎖はIL2に加えIL4、IL7、IL9、IL15の受容体にも存在していた。

免疫不全症の遺伝子治療にも貢献

ここで第6章で紹介した重症複合型免疫不全症（SCID）を思い出してほしい。SCIDは、病原菌やウイルスと戦ってくれるはずのT細胞とB細胞のどちらにも異変が生じる病気だ。そして、その原因が、実は、IL7を受け取るIL7受容体の異変であることが判明した。IL7受容体にあるαとγの二本の鎖のうちγ鎖の形が正常ではなかったのだ。

この事実を突き止めたのは、IL2の受容体でγ鎖を発見した米国立がん研究所のレオナードだった。IL2の受容体のγ鎖発見がIL7のγ鎖発見へとつながり、めぐりめぐってSCIDの原因解明へと至ったわけだ。

原因がわかれば治療も可能になる。フランスのパリ・ネッカー病院のアラン・フィッシャーたちのグループは、SCID患者の骨髄細胞に、正常なγ鎖の遺伝子を送り込む遺伝子治療を実施、治療に成功したことを明らかにした。患者の体では、T細胞を教育・選別する胸腺が大きく「成長」したことも確認された。科学の成果が、科学にとどまらず、人間の生命を救う医療に結びついたケースである。

反面、少々、残念に思うのは、γ鎖の遺伝子を早期に突き止めながら、このγ鎖とSCIDの重要な関係を日本では見抜くことができなかったことだ。SCID患者を治療する小児科の医師と、γ鎖の研究をする基礎分野の研究者の連携、協力が希薄だったということなのか。今後、日本が改善すべき点である。

受容体ファミリーの登場

IL2受容体のβ鎖の遺伝子の解読を本庶と谷口たちが競っているさなか、IL6受容体を標的としていた大阪大学の研究グループは一九八八年、IL6受容体のα鎖の遺伝子の配列の解読に成功した。IL6遺伝子を突き止めた一九八六年から二年後のことだ。

時の流れは急速に進む。IL6受容体のα鎖が突破口となって、それから数年の間にほとんどすべての情報伝達分子の受容体は――IL2受容体のβ鎖もγ鎖も含め――遺伝子が解明されてしまった。

そうすると意外な光景が見えてきた。こうして見つかったＩＬ６受容体のα鎖を先頭に受容体の遺伝子を並べてみると、構造が似通ったものが非常に多いことが明らかになったのだ。

最初に遺伝子が突き止められたＩＬ２受容体のα鎖はなぜか例外だった。しかしＩＬ２受容体のβ鎖もγインターフェロンの受容体も、脳下垂体から分泌されている成長ホルモンの受容体も、みな少々、見かけは違うが基本的な構造が同じであることがわかり、巨大な一つの分子グループが浮かび上がってきた。

研究者たちはこれを「サイトカイン・レセプター・ファミリー」と命名することにした。そしてＩＬ６受容体は、「ファミリー」の中で最初に発見された受容体として歴史にその名を刻む受容体となった。

この種の「ファミリー」は、他にもいくつか見つかっている。例えばＩＬ１受容体などの「免疫グロブリン・ファミリー」、腫瘍壊死因子（ＴＮＦ）受容体などが属する「ＴＮＦレセプター・ファミリー」、ＩＬ８受容体などが入る「ケモカイン・レセプター・ファミリー」などだ。ケモカインは情報伝達分子の仲間で、化学誘引物質と呼ばれることもある。

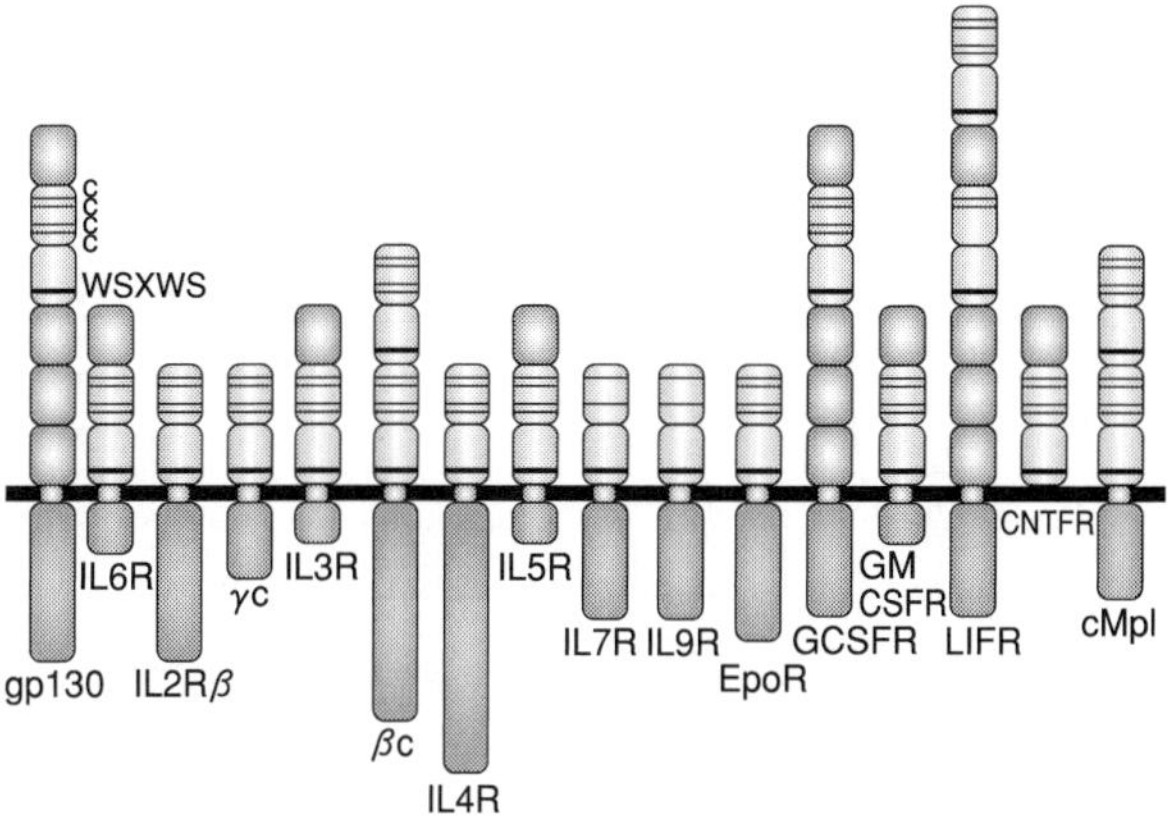

サイトカイン・レセプター・ファミリー

新たな驚きgp130

ＩＬ６受容体のα鎖の遺伝子を突き止めた阪大グループは、当初、これが受容体そのものだと信じていた。だが、驚きが残されていた。ＩＬ６受容体と判断した分子は、実はＩＬ６受容体の一部に過ぎなかった。ＩＬ６受容体は、彼らが先に発見した分子と、「gp130」という糖たんぱく質分子の二つからできていたのだった。

彼らはある時、ＩＬ６の受容体と信じた分子（本当はα鎖だった）と結びつく抗体を作り、試験管の中で反応させてみた。すると試験管の中で沈殿現象が起きた。巨大な分子が沈殿物として試験管の底に現れた。それがgp130。一九九〇年のことだ。gp130がα鎖とペアを作り、ＩＬ６受容体を作っていたことを初めて明らかにした実験である。

だがgp130の役割は単にIL6受容体の部品にとどまらないことが直後に判明する。阪大グループがネズミの体内組織を丹念に調べたところ、心臓にはgp130が存在しているものの、IL6受容体でgp130の相手となっていたα鎖の姿は見られなかった。

いったいどうしたことか。これはgp130がIL6受容体のα鎖以外にも、いろんな分子とペアになって、他の情報伝達分子の受容体を作ることを示していた。分子量が十三万である点からgp130という素朴な名前が付けられたこの分子は、名前とは裏腹にたいへん重要な役割を果たしていたのだった。

前章の《あいまい情報伝達分子に危険はないか》で語ったように、サイトカインと呼ばれる情報伝達分子は、異なる情報伝達分子が同一の働きをすることがある。例えばB細胞に抗体を作らせる働きはIL6にもあれば、IL11にもある。これは情報伝達分子の受容体が、gp130などの分子を共通の部品として使い回していたからだった。

つい先ほどの《γ鎖遺伝子、日米で同時発見》ではIL2の受容体のγ鎖の発見が、IL7など他の情報伝達分子の受容体のγ鎖発見の糸口となったことを紹介した。これもまたgp130がもたらした「生体はある分子を共通に使い回している」という新しいモデルをヒントとして突き止められた成果である。

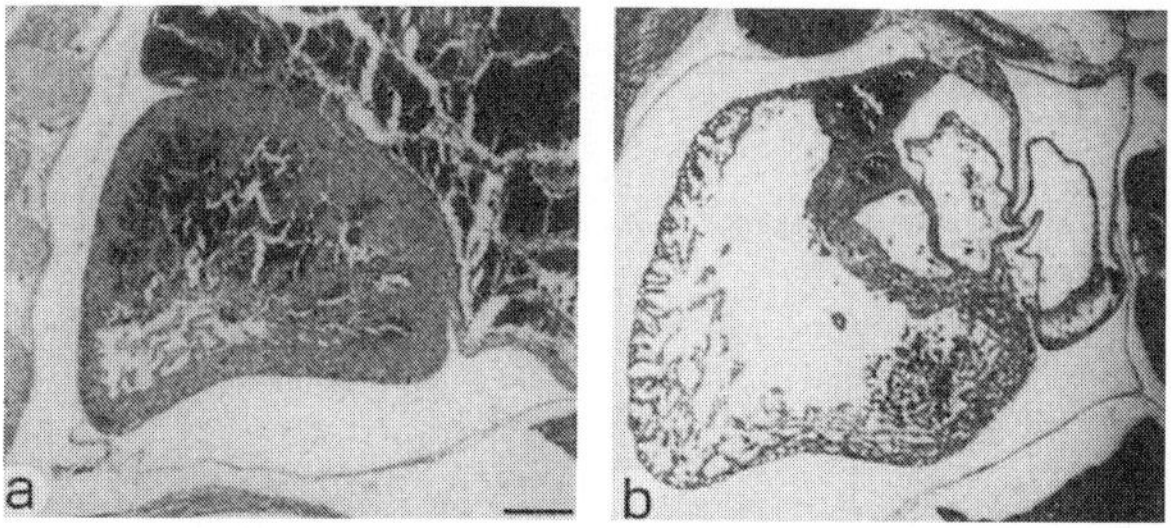

gp130をなくしたネズミの胎児の心臓は筋肉が紙のように薄くなった（右）。左は正常な心臓

gp130と心臓

一九九〇年代に入るとgp130を部品に使っている情報伝達分子の受容体が次々と見つかり、gp130の多彩な働きが続々と報告されていった。

まずカルディオトロフィン（CT）という心臓と深く関わる情報伝達分子の受容体にgp130が使われていたことが明らかになった。CTがもたらす情報はCT受容体を構成するgp130を経由して流れ、心臓の細胞が死滅しないように守っていた。止血のために血小板を増やす薬剤になると期待を集めるIL11の受容体にもgp130は組み込まれていた。腎臓の形成にもgp130は欠かせないことがわかった。

注目を多く集めたのはgp130と心臓との関わりだ。阪大グループはgp130の遺伝子をなくしたネズミを遺伝子操作で作ってみた。すると、そのネズミは母親の胎内で胎児にまでは成長した。だが出産前にそのネズミは死亡した。gp130が体内に存在しないこのネズミは、心臓の筋肉が紙のように薄っぺらになっていた。

阪大の広田久雄はもっと巧妙な実験を試みた。彼は一九九八年、米カリフォルニア大学サンディエゴ校の心臓研究所に渡り、遺伝子操作で心臓組織の細胞に限って、gp130の遺伝子が発現しないようにしたネズミを作った。心臓以外の組織では、普通のネズミと同じようにgp130が働く。しかし心臓ではgp130が働かないようにしたネズミである。

広田たちは生まれたばかりのネズミの大動脈を緩くしばりネズミを高血圧状態にした。するとネズミは心筋が急速に弱り、約十日後に心不全で死んでしまった。人間でも高血圧を長らく患った人は心筋が弱り心不全へと至るが、このネズミの場合は、gp130が働かないため症状が急速に悪化したと考えられた。

この実験結果は、裏返せば、心筋の脆弱化を防ぎ心臓を守るためにgp130がかけがえのない役割を果たしていることを示している。gp130の研究が進めば私たちは心臓を守る新たな医薬を手にすることができるかもしれない。

TNFの受容体はFasだった

相次ぎ突き止められた情報伝達分子の受容体の中にはTNF（腫瘍壊死因子）の受容体もあった。ただ詳細に点検すると意外なことがわかってきた。精力的な研究の末に発見されたTNF受容体はFasという分子に構造が酷似していたのだ。

阪大の長田が突き止めたFasを覚えておいでだろうか。Fasは細胞の上にある自殺スイッチ。そこにFasリガンドという分子が結びつくと、細胞の自殺プログラムが読み解かれ細胞は自殺する。そのFasとTNF受容体はそっくりだったのだ。

結論を先に言ってしまおう。TNFの受容体はFasの仲間であり、TNFはFasリガンドの仲間だ。そうであるなら、TNFががん細胞に働きかけ、がん細胞をアポトーシス（自殺）の仕組みで殺戮した現象もよく理解できる。これはがん細胞の表面に頭を出していたTNF受容体（Fas）にTNF（Fasリガンド）が結合して、アポトーシスのプログラムが発動した現象だったのだ。

アポトーシスが起きる様子は、いわばたんぱく質分解酵素のカスケード。小さな滝が何段も重なっていて、どんどん勢いを増してカスケードのような反応が起きていく。

ＴＮＦ受容体がＴＮＦと出合うと、その周辺に存在する他のＴＮＦ受容体もそこに集まってきて、受容体が三つ融合する。すると、その結果、たんぱく質分解酵素が活動を開始する。すると、その酵素は、動きを束縛されていた二番目のたんぱく質分解酵素のストッパーを切り離し、新しい酵素が活動を開始する。このように「酵素の発生↓束縛解除↓新酵素の発生」を繰り返すこと三回前後、最終的に目を覚ますのは、細胞の核の中の遺伝子をバラバラに切り刻む分解酵素だ。

こうして遺伝子がバラバラになってしまえば、細胞はもはや生きていく力はない。粛々と死を迎えるだけである。

だが、自然は、もう一つ不思議な仕組みを用意していた。実はＴＮＦの受容体は、「死」のシグナルを伝えるだけでなく、「生」のシグナルを伝える働きもあわせ持っていたのだ。

もし死のシグナルを伝える働きしか受容体になかったら、ＴＮＦと出合えば、その細胞には死の選択しかない。しかし生のシグナルを伝える機能が受容体にあれば、間違ってＴＮＦと出合った時にも、その細胞は生き抜くことができる。神様が人間の体に授けてくれた安全弁なのかもしれない。

遺伝子の配列ミスが招く免疫不全症

二十世紀後半に最も発展した科学の一つは分子生物学。分子生物学は、私たち生き物の設計図といわれる遺伝子の秘密のベールを見事に解き明かしてくれた。

生き物の遺伝情報は、細胞の核の中にある遺伝子にすべて刻み込まれている。その遺伝子に使われる暗号文字はたったの四種類。地球の生命体は「A（アデニン）」「T（チミン）」「G（グアニン）」「C（シトシン）」という四つの塩基を暗号文字として採用したのだった。

暗号は「三文字」一組で意味を持つ。例えば「CTG」の配列が読み解かれるとロイシンというアミノ酸ができ、「ATC」ならイソロイシンというアミノ酸ができる。「AGG」ならアルギニンだ。

アミノ酸はたんぱく質を作る基本部品。こうして順番に読み解かれた暗号からアミノ酸が誕生し、誕生したアミノ酸は組み合わさってたんぱく質を作っていく。私たちの手足や心臓やさまざまな組織は、このようにしてできていく。

だが、もし、暗号文字の並びに間違いがあればどうするのか——。もし遺伝子の配列にミスがあってその間違いが正されないなら、どんなことが起きるのだろうか。

実は、そうしたことは生き物の体の中ではある確率で起こりうる。その一つが遺伝性の免疫不全症。私たちがここまでに語ってきた重症複合型免疫不全症（ＳＣＩＤ）などの一連の病気である。

謎が解けた重症複合型免疫不全症

一九九〇年代は、過去、医師や科学者が格闘した免疫不全症の謎が遺伝子レベルで解き明かされた時代といえる。免疫不全症を起こす遺伝子の変異が捉えられたのだ。

例えば第6章で紹介したデビッド少年を苦しませた重症複合型免疫不全症（ＳＣＩＤ）。この病気は、胸腺の中でヘルパーＴ細胞が成熟するさなかに、インターロイキン7（ＩＬ7）という情報伝達分子が持つ情報が伝わらず、ヘルパーＴ細胞が成熟できないために起きていた。

この原因は、ＩＬ7と結びつくＩＬ7受容体についている二本の鎖のうちγ鎖に変異が生じていたことである。

なぜ、こんなことが起きたのか。γ鎖を作る遺伝子の塩基配列のたった一文字だけが本来の文字から変わり、異常なアミノ酸ができてしまったせいだ。こうして本来の姿とは違ったγ鎖がＴ細胞の表面に受容体として現れ、Ｔ細胞は成熟に必要な情報をＩＬ7から受け取ることができなくなっていたのだ。

ここに至るまで、研究者たちはかなりの錯誤を重ねた。実は、当初、彼らが容疑をかけたのはIL7受容体ではなくIL2受容体だった。というのは、これまで語ってきたようにγ鎖はIL2受容体で最初に見つかった。このせいで研究者の関心は自然と「7」ではなく「2」に向かっていった経緯がある。

ブルトン型無ガンマグロブリン血症も解明

外敵と戦う抗体を作るはずのB細胞が抗体を作らなくなるブルトン型無ガンマグロブリン血症という免疫不全症発症のメカニズムも一九九〇年代に正確に判明した。原因はB細胞に働くチロシンキナーゼ（Btk）という酵素の遺伝子に起きた変異だった。

この酵素はB細胞が未成熟な子供の段階から大人へと成熟する際に働き、B細胞に抗体を生産・分泌させる能力を持たせる。だが遺伝子に変異があると酵素の働きにも支障が出て、B細胞は本来の姿へと成長できなくなる。ブルトン型無ガンマグロブリン血症はこうして起きた病気だった。メカニズムを解明したのは阪大の塚田聡である。

高IgM免疫不全症にもメス

高IgM免疫不全症の原因にもやはり一九九〇年代にメスが入った。この病気も免疫不全症の一つ。B細胞が病原体への攻撃力が比較的弱いIgMという抗体しか作らなくなり、感染症にかかりやすくなる病気である。

体の中に侵入した病原体と戦うためにB細胞が作る抗体には、IgM、IgG、IgA、IgD、IgEの五種類があり、それぞれ異なる役割を持っている。このうち病原体が侵入した直後にB細胞が生産するのがIgM。次に、再度、病原体が体に侵入した時には、B細胞はIgMより攻撃力の高いIgGを生産して病原体に対処する。

B細胞が作る抗体の種類を変えるのは「クラススイッチ」が入るためだ。免疫は侵入した病原体に効果的に対処するため、B細胞にスイッチを入れ抗体の種類を変えさせる。スイッチはほかにもある。IgMをIgAに変えたり、IgMをIgEに変えるスイッチだ。これらのメカニズムの多くは京大の本庶が発見した。このため、この仕組みは「本庶のクラススイッチ」とも呼ばれている。

ところが高IgM免疫不全症を患った人のB細胞には、スイッチが入らない。そのせいでB細胞はIgM以外の抗体を作れなくなってしまう。

一九九〇年代半ばに判明した原因はT細胞とB細胞の結合不全だった。第8章の《B細胞とT細胞の不思議な接触》で語った表面分子を覚えておられるだろうか。B細胞の上にあるCD40とT細胞の上にあるCD40リガンドという分子だ。これら二つの分子は、B細胞とT細胞が結合する時に、互いに相手に結びつく。

ところが高IgM免疫不全症を患った人は、T細胞の表面にあるCD40リガンドの遺伝子に異変が起きて、正常なCD40リガンドができなくなっていた。このため、二つの細胞は結合が果たせず、B細胞にクラススイッチが入らなくなった、と考えられる。

T細胞とB細胞のドッキングはクラススイッチが入るための必要不可欠な条件だ。こうしてスイッチが入らないB細胞は、IgMという抗体を半永久的に作り続ける——これが高IgM免疫不全症発症の原因である。

細胞内情報伝達の主役、STAT

ここまで語ってきたサイトカインという情報伝達分子や、その受容体の営みは、いわば細胞の外の世界の物語だ。ある細胞が情報伝達分子を放出すると、それは受け手の細胞の表面にある受容体と結びつく。こうして細胞と細胞の間の情報伝達は行われていた。

では細胞の中では情報のやりとりはいったいどのように営まれているのだろうか。細胞の外から伝わった情報はいろんなプロセスを経て、細胞の中心部の核に収められた遺伝子に届けられ、遺伝子は生命活動に必要なたんぱく質を作っていく。

こうした細胞内情報伝達システムで主役を担うのは「ＳＴＡＴ」という分子だ。ＳＴＡＴは「Signal Transducers and Activators of Transcription」の頭文字をつづった言葉。強いて日本語に直せば「信号伝達・遺伝子発現誘導分子」だ。この分子こそ、受容体に伝わった情報を遺伝子へと運ぶ重要な役割を果たす情報伝達分子である。

ここでかいつまんで情報伝達の流れを見ておこう。情報伝達分子の受け手の受容体は、細胞の外と内を分ける細胞膜を貫通し細胞の内部に達している。細胞の内部に貫通した受容体の根っこの部分には、「ＪＡＫ」と呼ばれる特殊なリン酸化酵素が結びついている。

情報伝達分子が受容体の細胞表面に到達すると二つの受容体が寄り集まって結びつく。その時、細胞膜の下部では、受容体に結びついているＪＡＫ同士も結合し互いを活性化する。眠っていたＪＡＫが目を覚ますのだ。

この後、起きるのはＪＡＫが興奮したことによって始まるカスケードだ。まず受容体がＪＡＫの刺激を受けて活性化し、受容体の根っこの周辺に姿を見せていたＳＴＡＴ分子と結びつく。こうして受容体と結合したＳＴＡＴ分子は、今度はＪＡＫの刺激も受ける。するとＳＴＡＴ分子は細胞の中心部の核へ向かって動き出す。そして核に到達したＳＴＡＴは核の中の遺伝子に、遺伝情報を読み解きたんぱく質を作れと指示を出す――。

　こうした細胞の中の情報伝達システムは専門家の間で「ＪＡＫ－ＳＴＡＴパスウェイ」と呼ばれている。

　ＳＴＡＴはこれまでに「１」から「６」まで六種類が発見されている。まずインターフェロンの情報を伝えるＳＴＡＴ１。この分子は米ロックフェラー大学のＪ・ダーネルが発見した。彼はＳＴＡＴという名称の考案者でもある。

　ＳＴＡＴ３は阪大グループとダーネルが同時に突き止めた。ＳＴＡＴ３はＩＬ６に対応した分子。ＩＬ６が細胞表面の受容体と結びつくと、その情報はＳＴＡＴ３によって核に届けられていた。

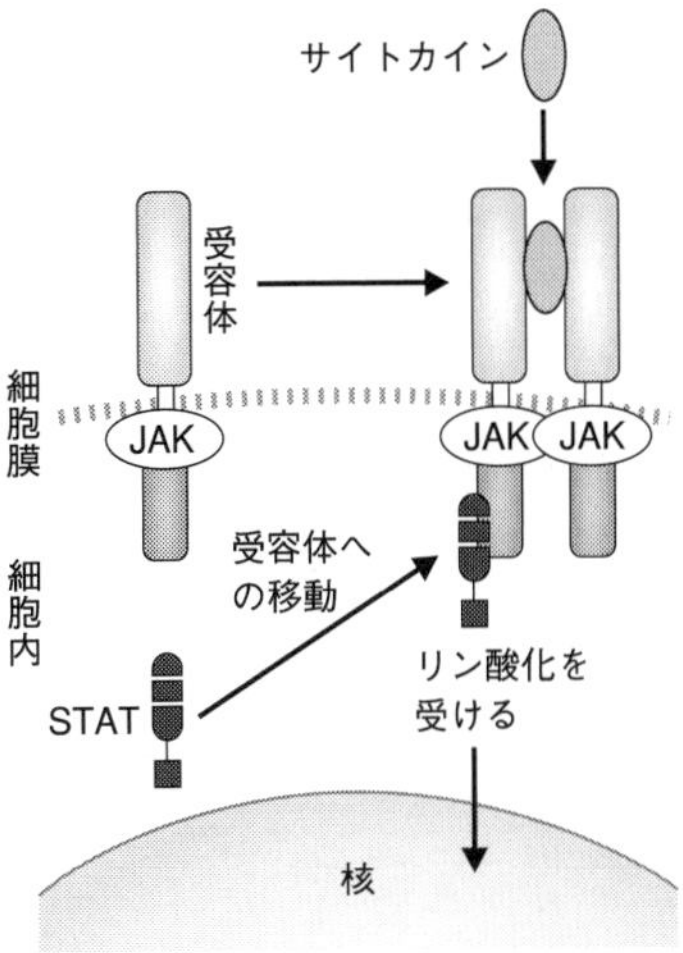

細胞の中でＳＴＡＴ分子は情報伝達の主役を担う
（参考：『標準免疫学』医学書院）

アレルギー解消に道?

ＳＴＡＴの中には、花粉症などのアレルギーを患う人たちにぜひ注目してほしい分子がある。それは米テキサス大学のＳ・マックナイトが発見したＳＴＡＴ６。アレルギーと密接な関わりを持つ情報伝達分子のＩＬ４が運んできた情報を、細胞の中の核に伝える分子だ。

第１章で語ったように、アレルギーは、Ｂ細胞が生産する免疫グロブリンＥ（IgＥ）という鬼っ子抗体が犯人だった。そして、このIgＥはヘルパーＴ細胞がＢ細胞に向かってＩＬ４を放出することで誕生していた。そうだとすれば、ある種の期待がふくらむ。もしＳＴＡＴ６の動きを封じれば、ＩＬ４の信号はＢ細胞の核には伝わらず、アレルギーを起こすIgＥは生まれなくなるのではないか——。

実際、阪大の研究グループは、遺伝子操作でＳＴＡＴ６の遺伝子を消したネズミを誕生させた。するとネズミの体では狙い通り、IgＥができなくなった。

彼らは通常のネズミに卵の白身を鼻から吸入させ、体内でIgＥを作らせた。さらに、もう一度、卵の白身を吸わせるとネズミの肺や気管は、白身の成分に敏感に反応し、ぜんそくの症状を起こした。自身を異物とみなした免疫がIgＥを作り、好酸球を患部に呼び集め、ぜんそくを起こしたのだ。

　彼らは次に、ＳＴＡＴ６を失ったネズミに同じ実験を試みた。すると、こちらのネズミにはぜんそくの症状は全く起きなかった。IgEは発生しなかったし、好酸球も増えなかった。気管は正常だった。ＳＴＡＴ６の遺伝子を消した副作用もないようだった。

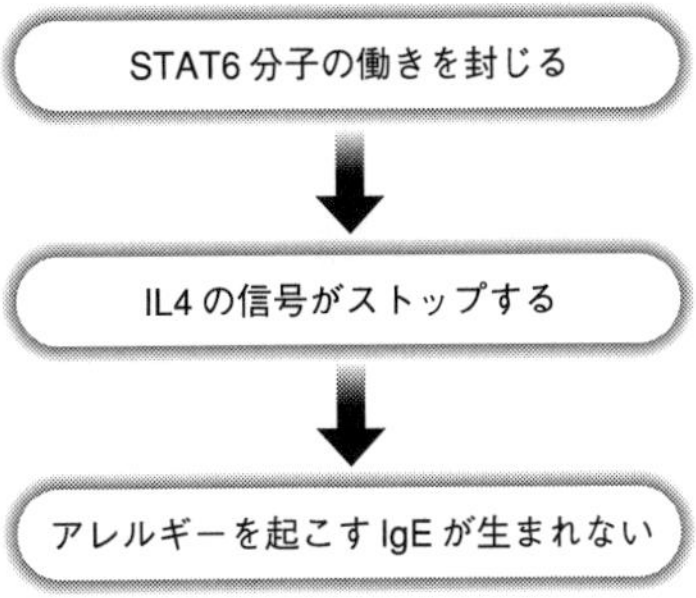
STAT6 分子の働きを封じる
IL4 の信号がストップする
アレルギーを起こす IgE が生まれない

アレルギー解消に道

　ＳＴＡＴ６の遺伝子を消す妙味は、ＳＴＡＴ６がＩＬ４とだけ関わり、インターフェロンなどの他の情報伝達分子とは関わらない点だ。もしＳＴＡＴ６がＩＬ４以外の情報伝達分子の情報も運ぶ役割を担っていたら、ＳＴＡＴ６を消した生き物では、どんな副作用が起きるかわからない。だが、ネズミを使った実験を見る限りでは、副作用はなさそうだ。

　現代人を悩ませる花粉症などのアレルギー。だがＩＬ４とIgEとの間を仲立ちするＳＴＡＴ６の動きを封じれば、アレルギーは克服できるかもしれない。現代の科学者が心に抱く夢の一つである。

エピローグ

生き物は何のために生きているのだろうか。カゲロウという凄い虫がいる。羽化してからたった一日、種類によってはわずか一時間の寿命しかなく、その間、何も食べず生殖だけにすべてのエネルギーを注ぎ込む虫である。生殖のパートナーを獲得し、子孫を次代に残したカゲロウたちは満足したかのように死んでいく。

こんなカゲロウの振る舞いを見て、私たちはある「真実」を思い知らされる。生き物の究極の目的は自分の遺伝子を次の世代に残すことだったのか、と。

カゲロウだけでなくすべての生き物は、「種」として生き残りを目指す。繁殖期を迎えた動物の雄たちの雌をめぐる奪い合いはすさまじい。勝者だけが雌に選ばれ自分の遺伝子を子供にゆだねることができる。そして彼らの多くは、子供たちが繁殖年齢に達した頃には天寿を全うしていく。

だが、こうした生き物の宿命を超越したかに見える生き物がいる。現代を生きる人類だ。私たちは子供を生み育て、孫あるいは曾孫の成長さえ見守ることができる。その間、私たちは、文学作品を読み、歌舞伎やオペラを堪能し、科学の進歩がもたらす成果に驚愕し、人生を豊かに生きることができる。

「人生五十年」の時代は、私たち人類も、遺伝子を次代に残す宿命に縛られた生き物だったといえるかもしれない。しかし現代人はそうではない。日本人の平均寿命は世界最高水準に達し、男性は八十歳へと迫り、女性は八十歳代半ばへと到達した。私たちは、種を存続させる以外の有意義な目的を持つに至った初めての生命体といえるだろう。

どのようにして、私たちはここまで生きながらえるようになったのか。直接の答えは二十世紀に開発された優れた医薬や医療技術のおかげだ。かつて不治の病といわれた結核はストレプトマイシンなどの抗生物質によってほぼ克服された。昔だと生命の存続が危ぶまれた超未熟児も現代の医療技術は救うことができる。

だが、せんじつめれば医療も医薬も、生命の防衛では脇役にすぎない。生命と健康を守る主役はあくまで免疫。人類が外部から侵入をたくらむ病原体を排除する強力な仕組みを作り、数百万年にわたる長い歴史の中で、この仕組みを高度に進化させてきたからこそ、私たちは、医療と医薬を巧みに利用して、豊かな人生を享受できるようになったのだ。

本書では免疫のさまざまな営みを詳しく語ってきた。ただ一つ、言い足りないことがあったとすれば、免疫は、個々が異なるという「多様性」の防御壁を執拗に念入りにはりめぐらしていたことだろう。

最初の多様性は個人レベルの多様性だ。私たちの体には、敵を迎え撃つ多種多様なリンパ球や抗体がいて病原体を待ち構えている。外敵が体に侵入してきても、この幅広いレパートリーの中には必ずといっていいほど、その敵を撃退してくれる細胞や分子がいてくれる。

もう一つは種全体にまたがる多様性だ。例えば、ある人は花粉症にかかり、ある人はかからない。これは人類が、一人一人、それぞれ微妙に姿が異なるMHC（主要組織適合遺伝子複合体）という自己標識分子を持っていて、花粉に敏感に反応したり、逆に全く反応しなかったりするせいだ。病原体が侵入した時は、花粉症の場合と違って、病原体に鈍感なMHC分子を持つ人が病気にかかり苦しむことになる。

なぜ、こんな仕組みが生命の防御に役立つのか。それは、地球上の人類すべてが同じ姿のMHC分子を持つクローン人間になってしまった事態を想像したらいい。その際、もし凶悪な病原体が人類を襲い、不幸にもMHC分子が病原体に鈍感で免疫が働かなければ、人類は存亡の危機に直面しかねない。だが一人一人が違った形のMHC分子を持っていれば、人類の何割かは確実に生き残ることができる。

今、地球上には不幸にも近親交配が重なり、絶滅の危機に瀕した生き物がいる。チーターだ。

種全体がほとんど同じ遺伝子を持つようになった結果、個体間のMHC分子の差がなくなり、種全体が滅びつつある生き物である。チーターは、多様性を欠いた集団がいかに弱いものであるか、逆に一人一人が異なり多様であることがいかに重要か、を私たちに教えてくれている。

私たち日本人は、敗戦後の急速な経済復興期と高度成長期に企業社会や官僚組織の中で個性を埋没させ集団の歯車として懸命に汗を流してきた。だが一九九〇年代以降、日本社会の「弱さ」が急速に顕在化してきたかに見える。

例えばインターネットに代表される情報技術（IT）、例えば遺伝子の解読成果を医薬品開発に役立てる遺伝子創薬。未来を担うこれら二つの研究領域でトップレベルの独創的な研究成果は欧米から生み出され、日本は彼らの後塵を拝する。そして知的成果の差は今や産業活動や経済の勢いの違いとしてくっきりと現れ始めてもいる。

なぜ、こんなことが起きたのか。それは、日本社会が個人を個人として尊ぶ多様性の哲学が希薄な社会であるせいではないだろうか。学問、芸術、政治、経済などあらゆる分野において、世界に通じる突出した人が、日本に少ないという事実。これは一人一人の個人をそれぞれが多様性を持った存在であることを認め、重要視してこなかった結果として捉えることができるだろう。

一人一人が異なることは「個が個となる」ことに通じる。一人一人が自分の個性と才能をいかんなく発揮する。そうした仕組みを日本社会にうまく織り込めないものか。もし、その条件を達成できれば日本社会は世界で最も魅力的で力強い存在となるのではないか。多様性のしかけを幾《いく》重《え》にもはりめぐらし、生き物を守り抜いてきた免疫のありようからくみ取れる一つの示唆である。

免疫は楽しさと難解さが同居する世界だ。いや、多くの人には際だって理解が難しい別世界と思われているのかもしれない。そうだとしたら、そうした認識を覆してみたい。本当は免疫の世界はミステリーとダイナミズムに満ちた世界だということを、現代を生きる人たちにわかってもらいたい。本書は二人の著者のこうした思いから生まれた。

本書は、わかりやすさ、面白さ、楽しさを優先させるため、さまざまなエピソードをふんだんに織り込み、現役の科学者にも多数、登場願った。瑣《さ》末《まつ》の度が過ぎる事実には拘泥しない物語風の語り口は専門の研究者には物足りない面があるかもしれない。逆に、難しさを解きほぐしきれなかったところが多数あるかもしれない。謙虚に批判を仰ぎたい。

二〇〇七年四月

岸本忠三
中嶋　彰

参考図書

第1章
『免疫学個人授業』多田富雄・南伸坊著、新潮社
第2章
『花粉症の科学』斎藤洋三・井手武・村山貢司著、化学同人
『日光杉並木』下野新聞社
『杉並木物語』今市市
第5章
『転換点を迎える日本の臓器移植』第15回国際移植学会世界会議広報委員会
『臓器移植のプロセスを明らかにする』第15回国際移植学会世界会議広報委員会
第6章
『医学革命』デズモンド・ズヴァー著、宮田親平訳、文藝春秋
『人は放射線になぜ弱いか』近藤宗平著、講談社
第7章
『免疫の反逆』ウィリアム・R・クラーク著、反町洋之他訳、三田出版会

第8章

『がん遺伝子の発見』黒木登志夫著、中央公論社
『殺人ウイルスへの挑戦』畑中正一著、集英社
『精神と物質』立花隆・利根川進著、文藝春秋

〈サ行〉

さくいん

さくいん

〈アルファベット〉

N.D.C.491.8　268p　18cm

ブルーバックス　B-1551

現代免疫物語《げんだいめんえきものがたり》

花粉症や移植が教える生命の不思議

2007年 4 月20日　第 1 刷発行
2016年 5 月 9 日　第 7 刷発行

著者　岸本忠三《きしもとただみつ》
　　　中嶋《なかしま》　彰《あきら》
発行者　鈴木　哲
発行所　株式会社講談社
　　　〒112-8001 東京都文京区音羽2-12-21
電話　出版　03-5395-3524
　　　販売　03-5395-4415
　　　業務　03-5395-3615
印刷所　(本文印刷) 慶昌堂印刷株式会社
　　　(カバー表紙印刷) 信毎書籍印刷株式会社
製本所　株式会社国宝社

定価はカバーに表示してあります。

Ⓒ岸本忠三・中嶋彰　2007, Printed in Japan
落丁本・乱丁本は購入書店名を明記のうえ、小社業務宛にお送りください。送料小社負担にてお取替えします。なお、この本についてのお問い合わせは、ブルーバックス宛にお願いいたします。

本書のコピー、スキャン、デジタル化等の無断複製は著作権法上での例外を除き禁じられています。本書を代行業者等の第三者に依頼してスキャンやデジタル化することはたとえ個人や家庭内の利用でも著作権法違反です。

Ⓡ〈日本複製権センター委託出版物〉複写を希望される場合は、日本複製権センター（電話03-3401-2382）にご連絡ください。


ISBN978－4－06－257551－5

発刊のことば

科学をあなたのポケットに

二十世紀最大の特色は、それが科学時代であるということです。科学は日に日に進歩を続け、止まるところを知りません。ひと昔前の夢物語もどんどん現実化しており、今やわれわれの生活のすべてが、科学によってゆり動かされているといっても過言ではないでしょう。

そのような背景を考えれば、学者や学生はもちろん、産業人も、セールスマンも、ジャーナリストも、家庭の主婦も、みんなが科学を知らなければ、時代の流れに逆らうことになるでしょう。

ブルーバックス発刊の意義と必然性はそこにあります。このシリーズは、読む人に科学的に物を考える習慣と、科学的に物を見る目を養っていただくことを最大の目標にしています。そのためには、単に原理や法則の解説に終始するのではなくて、政治や経済など、社会科学や人文科学にも関連させて、広い視野から問題を追究していきます。科学はむずかしいという先入観を改める表現と構成、それも類書にないブルーバックスの特色であると信じます。

一九六三年九月

野間省一

ブルーバックス　医学・薬学・心理学関係書(I)

569 毒物雑学事典　大木幸介
921 自分がわかる心理テスト　芦原　睦／桂　戴作＝監修
1021 人はなぜ笑うのか　志水　彰／角辻　豊／中村　真
1063 自分がわかる心理テストPART2　芦原　睦＝監修
1117 リハビリテーション　上田　敏
1176 考える血管　児玉龍彦／浜窪隆雄
1184 脳内不安物質　貝谷久宣
1223 姿勢のふしぎ　成瀬悟策
1229 超常現象をなぜ信じるのか　菊池　聡
1230 自己治癒力を高める　川村則行
1258 男が知りたい女のからだ　河野美香
1306 心はどのように遺伝するか　安藤寿康
1315 記憶力を強くする　池谷裕二
1323 マンガ　心理学入門　N・C・ベンソン／清水佳苗／大前泰彦＝訳
1335 リラクセーション　成瀬悟策
1351 マンガ　脳科学入門　A・ゲラトゥリ＝文　O・サラーティ＝絵　小林　司＝訳
1391 ミトコンドリア・ミステリー　林　純一
1418 「食べもの神話」の落とし穴　髙橋久仁子
1427 筋肉はふしぎ　杉　晴夫
1431 新・脳の探検(上)　フロイド・E・ブルーム他　中村克樹／久保田競＝監訳
1432 新・脳の探検(下)　フロイド・E・ブルーム他　中村克樹／久保田競＝監訳

1435 アミノ酸の科学　櫻庭雅文
1439 味のなんでも小事典　日本味と匂学会＝編
1472 DNA(上)　ジェームス・D・ワトソン／アンドリュー・ベリー　青木　薫＝訳
1473 DNA(下)　ジェームス・D・ワトソン／アンドリュー・ベリー　青木　薫＝訳
1500 脳から見たリハビリ治療　久保田競／宮井一郎＝編著
1504 プリオン説はほんとうか？　福岡伸一
1511 「複雑ネットワーク」とは何か　増田直紀／今野紀雄
1531 皮膚感覚の不思議　山口　創
1541 新しい薬をどう創るか　京都大学大学院薬学研究科＝編
1551 現代免疫物語　岸本忠三／中嶋　彰
1570 脳研究の最前線(上)　理化学研究所脳科学総合研究センター＝編
1571 脳研究の最前線(下)　理化学研究所脳科学総合研究センター＝編
1585 アレルギーはなぜ起こるか　斎藤博久
1604 ストレスとはなんだろう　杉　晴夫
1626 進化から見た病気　栃内　新
1631 分子レベルで見た薬の働き　第2版　平山令明
1633 新・現代免疫物語「抗体医薬」と「自然免疫」の驚異　岸本忠三／中嶋　彰
1654 謎解き・人間行動の不思議　北原義典
1655 細胞発見物語　山科正平
1656 今さら聞けない科学の常識2　朝日新聞科学グループ＝編
1662 老化はなぜ進むのか　近藤祥司

ブルーバックス

ブルーバックス発の新サイトがオープンしました!

・書き下ろしの科学読み物

・編集部発のニュース

・動画やサンプルプログラムなどの特別付録

ブルーバックスに関する
あらゆる情報の発信基地です。
ぜひ定期的にご覧ください。

ポチッ

ブルーバックス　検索

http://bluebacks.kodansha.co.jp/